１１０歳まで元気に生きる！

実験オタクなドクターに学ぶ 健康長寿のウソ・ホント

はじめに

「110歳まで元気に生きる」――そう聞いて、あなたはどう思うでしょうか。突拍子もないことのように思う人も多いかもしれません。

しかし、1978年に男性で72・97歳、女性で78・33歳だった平均寿命が、2018年には男性が81・25歳、女性が87・32歳と、8～9年ほど延びています。100歳以上の高齢者に関しても、昭和50年代には1000人にも満たなかったのが、今では7万人以上と大幅に増加しています。今後もさらに医療が進歩し、5～10年は寿命が延びると推測され、「100歳、110歳の時代」を迎えてもなんら不思議ではありません。

現に、ベストセラーとなった『ライフ・シフト』の著者で知られる英国ロンドン・ビジネススクールのリンダ・グラットン教授は、2007年に日本で生まれた子どもの半数が107歳より長く生きると推計しています。日本政府もこの現状に鑑み、人生100年時代を見据えた「人生100年時代構想会議」を設置しました。時代はすでに100歳を超えて生きることを前提として動いているのです。

ただ、110歳まで生きることはできても、そこまで「健康でいること」は容易ではありません。平均寿命のうち、介護などを必要とせず自立して生活できる期間を示す健康寿命は、日本人女性で74・79歳、日本人男性で72・14歳。実際の平均寿命とは女性で12・53年、男性で9・11年の差があります。つまり、長生きはできても、晩年は健康とはほど遠い状態で介助や介護を受けながら過ごす人が圧倒的に多いということです。

楽しいことばかりではなく、悲しいこと、苦しいことを乗り越えてきた人生を、病と闘いながら幕を閉じることになるのは、あまりにも理不尽でしょう。最後まで元気に生きることこそ、誰しもの願いのはずです。

私は内科医として、透析を中心とした医療に携わってきました。そのかたわら、なんでも自分で試してみないと気が済まない性分から、元気で長生きにつながる健康情報や、逆に生活習慣病を引き起こして寿命を縮めるといわれる情報をあえて試したりして、その効果の是非を検証してきました。

例えば、一般的には食後は血圧が上がるとか、肉を食べ過ぎると血糖値が上がるといわれていますが、実際に試してみると食後は血圧が下がりますし、肉の食べ過ぎで血糖値が上がることもありませんでした。また、昔から糖質は脳と体のエネルギー源で必要な栄養素といわれてきましたが、糖質を摂らなくても脂肪などからエネルギーを確保できることも自ら試して確認しました。

さらに、短時間睡眠のメリットが謳われているので、2カ月にわたり4時間睡眠を続けて体調をチェックしてみたところ、免疫力が低下して風邪をひきやすくなるなどデメリットが多いことも分かりました。すなわち、巷でいわれてきた健康に関する常識は必ずしも自分に合っているとは限らないのです。

実際、カロリーが高いうえ、動脈硬化の原因になるから控えるようにといわれてきた油にしても、現在はオメガ3という動脈硬化を予防する効果が報告されている脂肪酸が注目されるなど、時代とともに健康常識は変わってきています。

今後、長生きするためには健康に対する正しい知識や新しい情報をつかんでいなければ、実践しても効果を得られない場合も出てくるはずです。

そこで、本書では私自身も目標に掲げる「110歳まで元気に生きる」をテーマに、長生きするために必要な最新の健康常識について、「食生活」「運動」「睡眠」「検査と薬」の四つの観点から私が体験した内容を医学的な根拠を踏まえてご紹介します。実際に体を張って取り組んだからこそ得られたデータなども盛り込みながら、やさしく分かりやすく説明していきます。

本書が、皆さんの健康長寿のための一助となれば、これに勝る喜びはありません。

目次

第1章

巷にあふれる「健康法」は間違いだらけ!?

～医師の私が自ら「実験」する理由～

第2章

老化と生活習慣病を防ぐ食生活のウソ・ホント

断食、ケトン食、キウイ負荷……etc. 試して分かった！

第3章

長生きできる体を作る運動のウソ・ホント

運動後血圧測定、絶食ランニング、8カ月連続ハーフマラソン……etc. 試して分かった！

第4章

1日4時間睡眠、10日間暗室生活、終夜ポリグラフィー……etc. 試して分かった!

心身の回復と免疫力アップを促す睡眠のウソ・ホント

第5章

病気を未然に食い止める検査と薬のウソ・ホント

バーチャル大腸内視鏡検査、遺伝子解析検査、降圧剤連続服用……etc. 試して分かった！

第6章

健康長寿へのモチベーションを保ち続けて、本気で110歳を目指そう

第1章

巷にあふれる「健康法」は間違いだらけ!?

〜医師の私が自ら「実験」する理由〜

世の中で定説となっている健康法にも間違いがある!?

いつまでも健康で元気に暮らしたい。大きな病気をして周囲に迷惑をかけたくない。丈夫な体を維持して、老後の人生を謳歌したい。

多くの方がこのような思いから、健康に関心を持ち、さまざまな健康法を試していることと思います。そういった世相を反映してか、メディアではさまざまな健康法が絶えず取り上げられ、なかには常識と化しているものもたくさんあります。

私はこれまで、こうした一般に浸透して常識になっている健康法を、自ら試すことで検証してきました。すると、一般では定説になっていることが、現代の医学から考えると間違いであることも非常に多いと気づきました。

その例の一つが、糖質に対する考え方です。糖質は体を動かすエネルギー源ですから、摂らないと生命活動を維持できなくなるといわれてきました。特に、脳の唯一のエネルギー源である糖質が不足すると、思考能力が低下するというのは、誰もが信じて疑わない定説となっています。ですから皆さんは、疲れたときにはチョコレートなどの甘い物を食べてエネルギー補給をしているのではないでしょうか。

ところが近年は、糖質以外にもエネルギー源はあり、脳でも利用されることが分かってきました。それが「ケトン体」という物質です。

ケトン体とは、脂肪酸からつくられるエネルギーのことをいいます。人のエネルギー源は主に糖質（ブドウ糖）ですが、ブドウ糖が不足すると筋肉や脂肪細胞に蓄えている脂肪（脂肪酸）を燃やしてエネルギー源として使うようになります。このときに肝臓でつくられる脂肪やアミノ酸の代謝物がケトン体です。

以前は、人の体には2系統のエネルギー回路があり、メインのエネルギー源はブドウ糖で、ケトン体はブドウ糖が枯渇した、つまり飢餓状態に陥ったときに働くサブのエネルギー源と考えられていました。そのため、糖質の不足は生命の危機で、通常はケトン体が血液中に出ることはなく、出るのは悪いこととされてきました。

実際に、ケトン体というと私がかつて学んだ医学の教科書には、糖尿病が重症化したときに起こる、ケトアシドーシスという極めて重篤な状態を連想させる物質として書かれており、どちらかというと悪者扱いされていました。ですから、「ケトン体」をエネルギー源にすると最初に知ったときは、体に悪影響を与えるのではないかと危惧したものです。

ところが、私自身が二度目のダイエットの実験として試してみると、確実に体重が減っていき、それでも体調を崩すことはありませんでした。しかし、長期的に見なければ結果は分かりません。短期間なら問題はなくても、長期間にわたって行うと健康を害するケースはよくあるからです。

そこで、趣味であるマラソンをしばらく続けてみたところ、エネルギーが不足することはなく、むしろコレステロール値や血糖値が下がり、血圧も安定してコントロールがしやすくなったのです。

本当はケトン体がメインのエネルギー源で、ブドウ糖のほうがサブにあたるのではないかと感じたほどでした。

よくよく考えてみると、農耕が始まって穀類（炭水化物）が手に入るようになり、糖質をエネルギー源として利用するようになったのは、わずか1～2万年前に過ぎません。人類が誕生した700万年前は、狩猟採集が中心の低糖質・高タンパクの食事ですから、人類の歴史のほとんどは、糖質を摂ることなく生きてきたことになります。

したがって、ケトン体をエネルギー源とすることは理にかなっています。人の体は本来、糖質をたくさん摂り入れることには対応できないのです。そのため、摂り過ぎると負担になり、糖尿病をはじめとするさまざまな病気を発症することとなります。

このように、糖質はエネルギー源だから大事といわれ、ケトン体は悪者扱いされていたのが、私の実験からも糖質を摂らなくてもエネルギー源は確保され、健康も維持できることが分かりました。脳もしっかり機能して、診療に支障をきたすこともありません。

最近は、ようやく糖質を制限してケトン体をエネルギー源とする「ケトン食」が健康に良いという声が聞こえ、常識も変わってきつつありますが、これはよく知られた健康法が誤っている最たる例だと思います。

そうなると、健康食の定番といえる「玄米」の見方も違ってきます。一般的には玄米というと、ビタミンやミネラル、食物繊維が豊富なので、白米より健康に良いとされています。それは事実で私も否定はしませんが、玄米も糖質であることに変わりはなく、食後の血糖値は上がるのです。したがって、玄米食では血糖値が上がらないというのも誤解といえます。

ほかにも、「空腹で運動するのは良くない」とか、「運動後は血圧が上がる」とか、「寝酒をするとよく眠れるようになる」といわれているのも、実際に私が試した結果は違っていました。

このように、世の中には間違った健康法や古い健康法が多く残っています。その中から体に良いことや効果的な健康法を見つけるのは難しいと思われます。そこで、私は自らの実験で得た健康情報を発信していこうと考えたのです。

〝実験好き〟が高じて健康法の検証をスタート

そもそも、なぜ私がこうした健康法の検証を始めたのか。それは、私が両親の影響を受けて幼い頃から〝実験好き〟だったことに起因しています。

私の両親は、祖母が甲状腺がんで亡くなったこともあって健康情報に敏感で、「がん予防」

とか「体に良い」と偉い先生が言うと信じ、積極的に取り入れていました。

なかでもビタミンCに強く関心を示し、家には大量のビタミンCが積まれていたほどです。それというのも、ノーベル化学賞と平和賞を受賞した米国の化学者ライナス・カール・ポーリング博士が、大量のビタミンCを摂取すると風邪が治ったり、がん予防になると唱えたりしたことで、ビタミンCブームが起こっていたからです。

ですから、私が子どもの頃は家では毎朝、ビタミンCを飲むのが日課でした。すると、昼過ぎになると濃い黄色というか、黄緑色に近い尿が出るのです。その後、夕方になるにしたがって尿の色がだんだん薄くなり、夜になる頃には普通の黄色に戻ります。そして、翌朝にまたビタミンCを飲むと、昼頃に黄緑色の尿が出るのです。

尿が黄緑色になるのはビタミンCの影響に違いないと思った私は、飲む量を変えてみることにしました。そうすると、たくさん飲むと尿の色は濃くなり、少し飲むと薄くなり、まったく飲まないと普通の尿の色になることが分かったのです。これにより「やっぱりビタミンCは黄緑色なんだ」と、当時の私は信じていました。

もちろん、今はビタミンCが無色であることは知っていますが、子どもの頃はビタミン

Cというと黄色のイメージが一般に浸透していたので、自分では実験で確かめた気になっていたのです。

この経験で、子ども心に自分が口にした物で尿の色が変わることを知り、トイレに行くたびに尿の色を確認する習慣がつきました。

現在、腎臓の専門医である私は、いうなれば「おしっこ先生」みたいなものです。今思うと尿を観察していた記憶が頭の片隅にあり、無意識にこの分野を選んだのかもしれません。しかし、医者を目指すようになったのは、また別の経験からでした。


私は学生時代、よく金縛りにあっていました。もう40年以上も前のことですからインターネットはなく、人に相談すれば〝霊の仕業〟とされる時代です。仕方なく図書館に行ってさまざまな本を読み漁り、ようやくたどり着いたのが睡眠のメカニズムでした。

睡眠にはレム睡眠とノンレム睡眠があり、浅い眠りのレム睡眠のときには脳は起きているけれど体は休んでいるので動けなくなって金縛り状態になるとか、夢を見る、ということが書かれていたのです。

このことを知ったときは「これだ！」と、一気に霧が晴れたような清々しさを感じ、心底嬉しかったことを今でも覚えています。

ですから金縛りと睡眠は、私が医者になる決心をした原点ともいえます。

こうした体験から、人は分からないことに不安を覚えるので、疑問に思ったら放っておかずにとことん調べたり、自分で検証したりしてみると納得がいき、安心もできると思うに至りました。

それ以来、疑問が生じると追究したい、真実を知ったときの爽快感をまた味わいたいとウズウズしてきます。こういう好奇心も私の原動力になっています。

発症する前に予防していれば１１０歳まで生きられる

現代は医学の進歩によって不治の病が治るようになるなど、人間の寿命は昔に比べてかなり延びてきました。

ところが、研究によると人間は本来120歳まで生きられるように遺伝子的にはプログラムされている※といわれています。したがって、病気や事故に遭うことなく、不摂生をしないで心身に負担をかけず健康な状態を維持できれば、もともと120歳まで生きられるだけの資質を人間は持っているということです。

現代社会はストレスが多いため、もともとの資質をもってても120歳まで生きるのは難しいかもしれません。それでも心身へのダメージを本人の努力と医療の力を借りながら最小限に抑えていければ、110歳までは生きられるのではないかと、私は考えています。このような理由から、私は「110歳まで元気で長生きをしよう」と掲げています。

ところが実際には、平均寿命は延びているとはいえ、ほとんどの人が110歳まで生きることができません。

多くの人は、長生きをして亡くなる直前まで元気に過ごし、誰にも迷惑をかけずにコロリと死んでいく「ピンピンコロリ」が理想だともいいますが、実現できない人が大半です。ピンピンコロリを実現するためには、体に備わっている機能を活かし、アンチエイジング

（抗加齢）をしなくてはなりません。しかし、それらを踏まえて生活できている人は、決して多くないからです。

私は、日々診療を通じて多くの患者さんと向き合っていますが、まず健康診断さえ受けていない人がいます。健康診断は、自分の体の状態を把握するためにとても大切なツールです。

さらに、健康診断を受けていても、血圧や血糖値、中性脂肪やコレステロール値に異常を示す数値が出ているのに危機感を持たず、生活習慣を改善する努力をしない人が少なくありません。

また、生活習慣を改善できないのであれば薬に頼るしかないのですが、その薬を飲みたくないと拒絶する人も多くいます。

異常値が出ていても自覚症状が現れていないと「まだ大丈夫」と思うのかもしれません。

そういう人は、どこかに痛みが出ている、心臓がバクバクする、呼吸が苦しいなど、明らかな症状が出て日常生活に支障をきたす状態になると、慌てて「先生、何とかしてください」と医療機関に駆け込みます。ときには脳梗塞や心筋梗塞で倒れて救急搬送され、初めて自分の体がどれほど悪化していたかを知ります。

しかし、これでは遅いのです。そうなる前に予防することが、命にかかわる大きな病気のリスクを減らし、健康を維持することにつながります。

「元気で長生き」のカギは生活習慣が握っている

いつまでも元気でいるためには、悪い生活習慣を見直すことが基本中の基本です。これを実践せずに元気でいられる人は、ほとんどいません。なぜなら、命にかかわる病気の多くは、生活習慣に起因しているからです。

厚生労働省が発表した2018年の人口動態統計によると、日本人の死因は1位が「がん」(27・4%)、2位が「心疾患」(15・3%)、3位が「老衰」(8・0%)、4位が「脳血管疾患」(7・9%)、5位が「肺炎」(6・9%)となっています。

興味深いのは、2016年までは「肺炎」が3位でしたが、2017年には「脳血管疾患」が3位、「老衰」は4位となり、2018年には「老衰」と「脳血管疾患」の順位が逆転していることです。

一見、日本が超高齢社会になったことを実感させる結果ですが、データをよく見ると、誤嚥性肺炎(2・8%)が肺炎とは別にカウントされていません。両者は区別がしにくく、例えば嘔吐したときに明らかに吐物を誤嚥して起こる肺炎と、咳反射が鈍ってヨダレなどが気づかないうちに肺に入って起きてしまう肺炎を、どのように確認しているのでしょう。また、肺炎は体が老化・衰弱しているときに起こるので、死因が誤嚥性肺炎であっても老衰とされるケースが実際にはあるなど、これらの線引きは曖昧なのが現状です。したがって、肺炎と老衰は一体のものと考えられ、これらを合わせると17・7%で3位となります。

さらに、心疾患と脳血管疾患も主な原因は動脈硬化なので、循環器系の疾患として考えることができ、合わせると23・2%で2位となります。

このようなことから考えてみると、死因の1位は「がん」、2位は「動脈硬化性疾患」、

3位は「感染症ならびに衰弱」と整理することができるのです。すなわち、私たちが警戒しなければならない病気は、「がん」「動脈硬化」「感染症」の三つといえます。

動脈硬化とは、血管が劣化して柔軟性が失われ、硬くなったりひび割れて裂けてきたりする状態をいいます。さまざまな病気を引き起こすため、この予防なくして健康で長生きすることは困難といわざるを得ません。

なかでも大動脈といわれる太い血管に動脈硬化が起こると、大動脈瘤や大動脈解離などの命にかかわる病気のリスクを高めます。しかし、血管は太いものから枝分かれしてどんどん細くなり、全身に網の目のように張り巡らされているため、細い血管の血流が悪ければ当然、太い血管にも影響が及んできます。

また、内臓や筋肉に酸素と栄養を届けているのは細い血管ですから、この血流が滞ると内臓や筋肉にも影響してきます。したがって、太さに関係なく血管の若さを保つことが重要となるわけです。

さらに、血流が悪くなると免疫細胞の働きも衰え、免疫力が低下します。そうなると、がんやウイルスなどを駆逐できなくなるため、がんや肺炎などを発症しやすくなります。

つまり、がんや感染症にも、血流を阻害する動脈硬化が関係しているといえるわけです。
したがって、動脈硬化を引き起こす原因となる生活習慣の改善こそが必要不可欠となるのです。

必要な治療を受けないと健康維持は不可能

動脈硬化は、主に高血圧・糖尿病・脂質異常症・肥満・喫煙の五つが危険因子となっています。

これらの危険因子によって動脈の内壁にコレステロールが蓄積し、しだいに脂肪分が沈着すると血管が狭くなります。その結果、スムーズに流れていた血流と内壁の間に無理（ストレス）が生じ、内壁を覆っている細胞が壊れて血の塊（血栓）ができます。この血栓で冠動脈が詰まると心筋梗塞、血栓が剥がれて脳に流れていくと脳梗塞を起こします。また、血管に瘤ができると大動脈瘤に、また大動脈の壁が裂けると大動脈解離になります。

ですから高血圧や糖尿病、脂質異常症などの動脈硬化を引き起こすリスクの高い病気は、きちんと治療する必要があるのです。それには、繰り返しになりますが、生活習慣を改善したり、薬を使って病態をコントロールしたりすることが大切です。

最近の薬は持続力があり、1回服用すると1日以上効き目を保つものが多いのです（もちろん薬によってもその持続力は異なります）。飲み始めてからすぐに血中濃度は上がりませんが、2週間くらい飲み続けると上がってきて安定します。ですから、飲むタイミングが何時間かズレても問題なく効いた状態を保ち、次に服用することで安定し、常に一定の血中濃度を維持して病態をコントロールしています。

そのため、降圧剤を2〜3日飲み忘れても血圧などの数値は上がりません。それにもかかわらず患者さんは、「先生、高血圧が治りました。もう薬はいりません」といいます。薬を飲まなくても1週間、1カ月と数値が正常範囲に収まっていれば問題ありませんが、改めて私が測定すると血圧は高くなっているケースがほとんどです。

この例に限らず、薬や治療を避けようとする患者さんが多いのです。

なかには、「薬は飲み始めたら止められなくなるので飲みたくない」という人や、「若い頃から血圧やコレステロールが高かったし、これは遺伝で母親も高いけれど元気だから大丈夫です」という人も少なくありません。

そういうときに私は「医学的には治療をしたほうが良いと考えます」と、患者さんに説明します。そして、放っておいても良いとは医者の立場では言えませんから「本人が様子を見たいというので仕方ないと、カルテに書かせていただきます」と伝えます。このように、はっきり言わなければ「医者が良いと言ったから飲まない」と、患者さんに解釈される恐れがあるのです。

これまでに多くの患者さんを診てきた私の経験でいうと、検査数値が正常範囲を上回る状態を放っておいた患者さんに、長生きした人はいません。

また、親も高いけれど元気だから大丈夫という人は、それで本当に大丈夫なのかを親子ともにきちんと調べる必要があります。特に親の場合は、80歳とするなら心臓を調べると異常が見つかる可能性が高いのです。仮に、そのときは異常がなくても、2～3年後に発症するかもしれません。何より、遺伝的な要因で数値が高い人は、薬を止めるとコントロールが難しいケースがほとんどです。

実は、私自身も血圧やコレステロール値が高い体質のため、薬を服用しており、飲まずにいると数値が少し高めになります。ですから必要最小限の薬は服用して良い状態を保っています。

たとえ病気が見つかったとしても、適切な治療を受けて現状を維持し、悪化させないように生活習慣を改善することで、元気に長生きすることは可能なのです。必要な治療を受けずにいると、徐々に動脈硬化が進行していく危険が高まるうえ、老化も進んでしまいます。これでは、長生きどころか寿命を縮める結果を招くでしょう。

どうせなら「元気で長生き」を目指したい

若い頃は体力も気力も有り余っていたので、多少の無茶はできました。けれども、健康が損なわれると行動範囲が狭くなるばかりか、寿命を縮めることにもなりかねません。

ふだんは意識することなく当たり前に行っていたことが、病気になったりケガをしたりするとできなくなることがあります。例えば、昨日まで軽快に階段の昇り降りをしていたのに、腰痛や膝痛になった途端、手すりにつかまって1段ずつ休みながら昇り降りしたり、歩けなくなったりすることもあります。病気になれば、安静を余儀なくされたり運動を制限されたり、趣味の散歩やジョギングができなくなるかもしれません。

このような状況になって初めて、私たちは自分の体に意識を向け、健康のありがたさを感じます。老化も同様です。年齢を重ねると、体力や機能の低下によってスムーズにできないことが増えてくるものです。しかし、これは自然なことであり、仕方ないと多くの人が諦め、受け入れています。

そんなとき、できなくなったことを嘆くのではなく、病気なら病気なりに、高齢なら高齢なりに、できることに目を向けて、それを活かした別の楽しみを見つければ良いという考え方もあるでしょう。

しかし、病気にならないように、あるいは老化を早めないように、予防をするという基本的な努力をすることが大切であると、私は考えています。

三度の飯よりマラソンが好きな私にとって、走れなくなるのは非常につらいことです。マラソンほど夢中になれる趣味を、果たして見つけられるだろうかと考えてしまいます。ですから、高齢になっても走っていられるようにするために、私は健康管理に気を配り、体力や機能が衰えないように老化予防や、日々のトレーニングにも努めています。

残念ながら今の科学では、病気も老化も完全に食い止めることはできません。けれども、本人しだいで病気は早期に発見して治療をすれば治る可能性は高くなるし、十分な睡眠を取り、生活習慣を改善すれば発症を未然に防ぎ、老化を遅らせることも可能です。

少し話がそれますが、皆さんは同級会に出席したとき、同じ歳のはずなのに先生と間違えるくらいに老けている人がいる一方で、当時とあまり変わらないほど若々しい人がいて、驚いた経験はないでしょうか？

この違いは本人の心がけであり、今の努力が数十年後に結果として現れてくるわけです。

先に挙げたように、日本人の平均寿命は現在、男性が約81歳、女性が約87歳ですが、自立して元気に暮らせる健康寿命になると、男性は約72歳、女性は約75歳で、亡くなるまでの９～12年ほどは療養生活や介護が必要な状態で生活することが多くなっています。つまり、病気を抱えた状態で長生きすることになるのです。

これでは自由に動くことも、やりたいことも実現できなくなり、自分の世界を狭めてしまいます。そうならないようにするには、今から病気や老化のリスクを少しでも減らすことが重要です。それが、元気に長生きをして、最後まで人生を楽しむことにつながります。

長生きをするのなら、数十年後も元気でいることを目指し、それには今何をすれば実現できるのかを考えることが大切です。今からでも遅くはありません。１１０歳を目標にして、元気に寿命を延ばすことに挑戦しようではありませんか。

第2章

断食、ケトン食、キウイ負荷……etc.
試して分かった！

老化と生活習慣病を防ぐ食生活のウソ・ホント

ウソ 食後に血圧が上がる!? 食後血圧測定実験

食後は消化・吸収のために副交感神経が優位になる

一般に、食事をすると消化・吸収によって心臓から送り出される血液量（心拍出量）が増えるので、血圧は上がるといわれています。私の患者さんの中にも、「食事をしてすぐに病院に来たから血圧が高くなっている」と、言う人がいます。

私自身も高血圧ですが、食後に血圧が上がっていると感じたことはありません。これには個人差があると思いながらも、ずっと気になっていました。

そもそも血圧は、自分の意思ではコントロールできない自律神経に支配されています。自律神経には交感神経と副交感神経の2種類があり、両者は「促進」と「抑制」という拮抗関係にあります。交感神経が優位になると、体は興奮状態になって血圧が上昇し、心拍数も上がり、胃は弛緩して消化管の蠕動運動を抑えます。これとは逆に、副交感神経が優位になると、体はリラックス状態になって血圧は下がり、心拍数も落ちつき、胃は収縮して消化管は蠕動運動を促します。したがって、食後は食べた物を消化・吸収するために副交感神経が優位になるので、血圧は下がるはずなのです。

このとき、そこで、食後に血圧は上がるのか、それとも下がるのか、1週間きちんと測定して確かめてみることにしました。その結果、やはり食後の血圧は下がっていたのです。

食後は体が700ccほど脱水している？

実は、食べたあと、私たちの体は軽い脱水状態になります。これは、血液の一部が胃に取られてしまうためです。

食後は消化・吸収のために血液が消化管の近くに集まってきています。胃の中では食べた物を撹拌するのに必要な胃液を分泌していますが、胃液は血液中の水分からつくられています。つまり、胃液に使われる分、血液中の水分が少なくなるわけです。だいたい700ccの水分が使われます。

この700ccという数字は、私の専門分野である透析中のモニターから割り出されました。

昔は、どのクリニックでも透析中に食事を出していました。すると、若い患者さんにはほとんど影響がありませんが、高齢の患者さんが食事をしながら透析をしていると、血圧が極端に下がるなど不安定になることがよくあったのです。

透析中は除水をしていくので、だんだん血液は濃くなります。そこで、どこまで濃縮したら血圧が下がってしまうかをモニターで調べたところ、食事後は除水していないにもかかわらず、血液が濃縮されることが分かりました。食事によって胃液が分泌されると、その分の血液が取られて濃くなってしまうのです。その値は700ccほどで、これはどこのクリニックでもほぼ同じくらいの量になることから、腎臓の専門医の間では常識となっています。

したがって、食後は血圧が上がるというのは間違いです。高血圧の人でも一時的に20～30くらいは血圧が下がります。そのため、食事をしたあとに席を立つと、めまいや立ちくらみを起こす人がいるほどです。これは、急激に血圧が下がったためです。このような状態を医学的には、「食後低血圧」といいます。

一般に食後低血圧は、自律神経の機能が低下しやすい高齢者に多くみられますが、高血圧や糖尿病に伴う神経障害、パーキンソン病などの人にも起こりやすいので要注意です。

ですから、食後すぐに入浴することも避けたほうが良いでしょう。すでに血圧が下がりぎみのところで入浴すると、副交感神経の働きで血管が開き、さらに血圧が下がってしまいます。血圧が下がることで風呂場で転倒したり、ときには気絶したりすることがあり、湯船に浸かっていたら溺れて命を落とす危険もあります。

習慣にしよう！

・食後は誰でも血圧が下がります。すぐに運動したり入浴したりせず、しばらくは消化・吸収の時間と思ってゆっくりとくつろぎましょう。
・血圧を測る場合は、食後40～50分経ってからがベストです。高血圧の人は、食後の血圧が下がっているから改善したと勘違いしないよう注意しましょう。

天然塩なら摂り過ぎても血圧は上がらない!?
塩分負荷試験

ウソ

塩分の摂り過ぎは長年の食習慣に起因する

いまや高血圧の原因として「塩分」は代表格です。もちろん私も塩分をかなり控えていますが、塩の話をするとよく精製塩と天然塩の論争になります。天然塩にはミネラルが豊富に含まれているので健康に良く、精製塩はナトリウムだけなので体に悪いというのです。

そこで、果たして本当に天然塩なら摂り過ぎても血圧が上がらないのかを確かめるために、3日間塩分を気にすることなく、むしろ積極的に天然塩を使った味の濃い食事をしてみました。塩味の焼き鳥、野菜炒め、ピザ、ちゃんぽん（スープも飲み干す）、漬け物などのメニューで3日間を過ごしたのです。

すると、日頃は降圧剤を服用して上が120台、下が70~80で安定していた血圧が、天然塩を摂り過ぎた翌日は薬を飲んでも上が138、下が96と見事に数値が上がっていたのです。これが3日間続いたので、やはり天然塩も摂り過ぎれば血圧は上がるといえます。

したがって、降圧剤を服用しているのに血圧が高い人という人は、薬の効き目を阻害するほど塩分を摂り過ぎている可能性があります。なかには塩分に対する感受性の低い人もいるので一概にはいえませんが、恐らく多くの場合で塩分を摂り過ぎると血圧は上がると思われます。

ところが、高血圧の患者さんは、口をそろえて「塩分は摂り過ぎていない」と言います。それもそのはず、長年の食習慣で濃い味つけに家族で慣れてしまい、それが「普通」になっているので味が濃いという自覚がないのです。そのため、家族で高血圧のケースが多いので、いつもの味付けを他人に客観的な立場で評価をしてもらうことも必要です。

実際に、薄味に慣れている私は、外食をするときや知人宅で食事をごちそうになるとき、「味が濃いな」と感じることが多々あります。

塩分は体内の水分を集めて血液量を増やす

では、塩分を摂り過ぎると、なぜ血圧が上がるのでしょう。それは、体内の塩分濃度を一定に保つために体液量が増えるからです。つまり、体は水分を増やして塩分濃度を薄めようとするわけですが、それだけ血液量も増えるので心臓が勢いよく血液を送り出すようになり、血圧が上がるという仕組みです。体内に水分が増えれば当然、体はむくんできます。したがって、汗をかいたり運動をしたりしたときを除いて、塩分の摂り過ぎには注意したほうが良いでしょう。

塩分を控え過ぎると「低ナトリウム血症」（血液中のナトリウム濃度が低い状態）になるので、かえって健康を損ねると指摘する声もあります。

しかし、私の経験からいうと、低ナトリウム血症になる人は、ほとんどの場合で食の細い高齢者や汗をかいても塩分を補っていない人です。日常の食事で塩分を1g以下にできる人はいません。ある程度は摂取しているものなので、塩分は意識して控えるくらいで丁度良いと思います。塩分を体外に排出できずに溜めてしまうと血圧は上がった状態になります。

また、塩分の摂り過ぎは、胃がんのリスクを高めることにもつながります。注意するに越したことはありません。

余談ですが、このおかげで命拾いした人たちがアメリカに大勢います。アフリカから奴隷船でアメリカに連れて来られた黒人たちです。彼らの先祖は奴隷船の中で、過酷な環境に耐えることを強いられていたことは想像に難くありません。大半の人は体内の塩分が排出されて低ナトリウム血症となり、脱水で命を落としたと思われます。それでも環境に耐え、体内に塩分を蓄えることで生き延びた人たちが、無事にアメリカの地を踏めたのでしょう。この生き延びた人たちの子孫は、生命力が強い一方、塩分に対する感受性の高い遺伝子を受け継いでいるので、現在は高血圧になっているケース※が多いのです。

習慣にしよう！

- 日頃から塩分量を意識した食事をしましょう。薄味に慣れても、食べる量が多ければトータルで塩分の摂り過ぎになるので食べ過ぎは禁物です。
- 暑い日に汗をかいたり運動をしたりしたときは、逆に体内の塩分濃度が下がっているので補いましょう。熱中症予防につながります。

ウソ 皮下脂肪は食事制限だけで落とせる!?
究極のダイエット実験

痩せるには目標が必要

今でこそスリムな体型の私ですが、実は10年ほど前までは完全なメタボでした。体重は今より20kg以上も重い85kgで、診察着はLLサイズ、それもパッツパッツ。お腹が邪魔で下が見えないほどの超肥満だったのです。

そんな私に転機が訪れたのは2009年7月、50歳のときでした。「来年の3月に市民公開セミナーを開くので永野先生にも話をしてほしい」と、某大学の先生から連絡をいただいたのです。最初は辞退しましたが、私の専門である腎臓病のガイドラインに載っている生活指導についてだから大丈夫と、押し切られる形で引き受けたのです。

しかし、この体で生活指導というのも説得力がありません。ガイドラインを開くと案の定、ダイエットのことが書かれていました。

このままでは医師生命が終わると途方に暮れていたところ、クリニックの納涼会で看護師が得意気にジョギングをしていると話すのを聞きました。私もダイエットをしなければならないので、痩せて走れるようになったら、みんなでホノルルマラソンに参加しようと、その場の勢いで盛り上がり、自分を追い込む形で目標ができたのです。

そこで私は、半年間で10kg、20kg落とせる究極のダイエット方法を真剣に考えました。まず取り組んだのは、単純に食べる量を極端に減らすことです。朝食は抜き、昼食はおにぎり1個、夕食はキャベツの千切りなど山盛りの野菜と肉や魚を一切れ。これを8月から翌年の2月までの半年間続けました。その結果、20kgの減量に成功したのです。無事に市民公開セミナーにも間に合い、醜態をさらすことは避けられました。

皮下脂肪は内臓脂肪を落としてから落とすのが効果的

痩せるか否かは、摂取カロリーと消費カロリーのバランスで決まります。消費カロリーを上回る量を食べるから太るわけで、食べなければ確実に痩せるのです。

ただし、私の場合、お腹は減量前より引っ込んで見た目は変わっていても、まだぽっこりしていたうえに、皮膚がブヨブヨした感じで締まりがなかったのです。

肥満の原因である脂肪には、胃腸や肝臓など内臓の周りにつく「内臓脂肪」と、皮膚と筋肉の間につく「皮下脂肪」があります。どちらも食べ過ぎや運動不足が原因でつきますが、内臓脂肪はつきやすい反面、私のように食べなければ簡単に落とせます。これに対して皮下脂肪は体につきにくい反面、一度ついてしまうと落としにくく、食事制限をしただけでは落ちないのです。効果的に落とすには有酸素運動が不可欠というのが落とし穴でした。

そのため、効果的なダイエットにするためには、食事制限をして内臓脂肪を落とし、その後に有酸素運動で皮下脂肪を徐々に燃やしていく必要があります。これによって体がとても軽くなり、自然と階段も軽快に駆け上がれるなど運動が苦にならなくなってきます。それからトレーニングを始めると体が引き締まり、お腹の皮膚のブヨブヨも解消します。

実際に、私もこうして今の体型になりました。

ダイエット前後の私

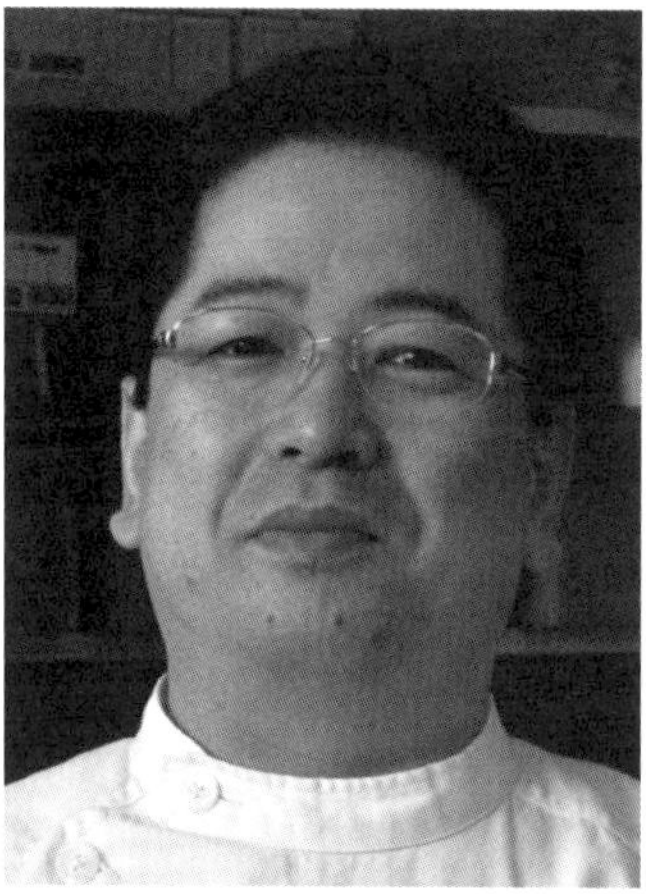

2009年5月（50歳、85kg）

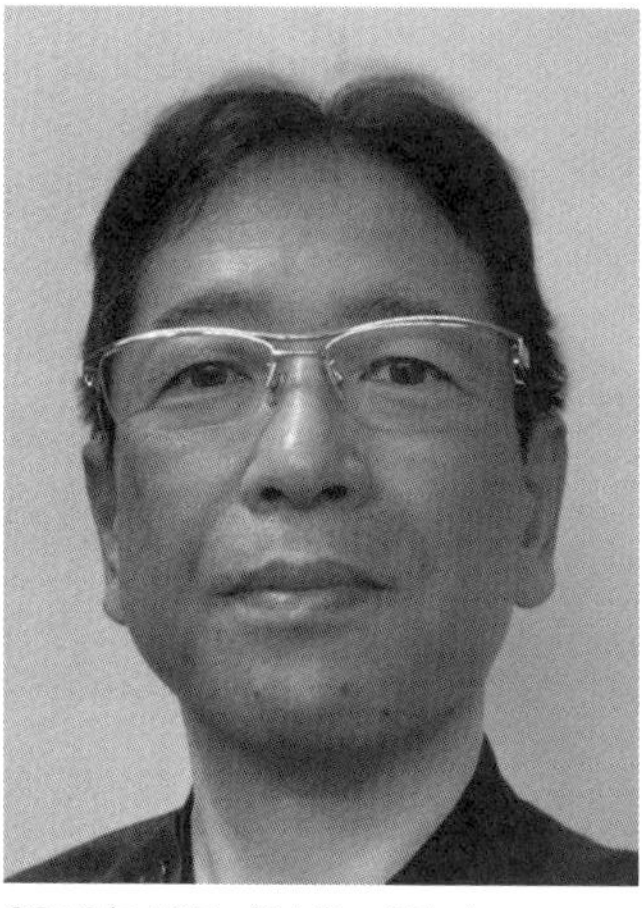

2019年10月（61歳、65kg）

習慣にしよう!

・食べないで落とせるのは、主に内臓脂肪。皮下脂肪は食事制限だけでは落としきれないので、きれいに痩せるにはこまめに歩くなど日常的に運動する習慣をつけましょう。
・○カ月後の○○で人前に立つから痩せる、好きなブランドの服を着るために痩せる、といった目標を掲げましょう。

ウソ

完全な断食でないと短期間では痩せられない!?
糖質制限でプチ断食実験

プチ断食でも糖質を摂らなければ痩せる

究極のダイエットを実践したときは、空腹との闘いで本当につらい日々でした。ところが、20kgのダイエットに成功したことで気が緩み、リバウンドして体重が3～4kg増えていたのです。だからといって金輪際ひもじい思いはしたくありません。私は新たな減量方法を探すことにしました。

短期間で痩せるには、単に食事量や食事の回数を減らすだけでは効果が得にくく、固形物を完全に絶つ水分だけの断食でないとエネルギー源として内臓脂肪や皮下脂肪が使われないので、あまり痩せられないといわれています。

そんなときに知ったのが、糖質を制限するケトン食の存在だったのです。これは、特に精製した砂糖を使った食品や、うどんやパンなどの小麦粉を使った食品を避け、代わりにタンパク質をしっかり摂れば良いので、比較的簡単にダイエットができるというもの。

そこで、今度は糖質制限を取り入れ、多少は食べながらも1週間でどれくらい減量できるのか、プチ断食を試してみることにしました。

私の場合は、1週間という期限を設けての挑戦のため、朝食と昼食を抜いて食事は夕食のみ。夕食ではご飯や麺類などの炭水化物は摂らず、その代わり肉や魚、野菜などはしっかり食べるというケトン食にしました。もちろん水分は、こまめに摂っていました。また、栄養面で不足がないように、いろいろなサプリメントを摂って補うことにしたのです。

これでも、なんとラクだったことか。それでいて体重は着実に落ち、1週間で3kgも体重が減ったのです。この方法をもっと早くに知っていれば、あんな無謀なダイエットをしなくて済んだのに、と悔やまれるばかりでした。

短期なら糖質を摂らなくても空腹感はない

糖質を制限すると低血糖になって危険だといわれています。しかし、糖質を摂らなければインスリンが分泌されなくなるので低血糖は起こらず、空腹感はほとんどなくなります。

すると、脂肪を分解してエネルギーをつくりはじめるので、内臓脂肪も減少してきます。

しかも、頭がすっきりして仕事中に集中力が途切れなくなり、むしろ体調がよくなります。これにより、糖質を摂らなくても生命を維持できることを確信しました。

糖質制限をすると、糖質をエネルギー源にしていた回路から、ケトン体をエネルギー源にする回路へと体が変わっていくのです。その後、この状態を維持するために1日3食摂ってもケトン食にしていると、太ることもリバウンドすることも防げることが分かりました。

このようなことから、ちょっと食べ過ぎて太ったと感じたときは、プチ断食で調整することで、2～3kgのダイエットで済み、1週間もあれば体をリセットすることができます。


習慣にしよう!

・ダイエットを先送りにすると太り過ぎて、無謀なダイエットが必要になります。こまめに体重を量る習慣をつけ、2～3kg増えた時点で調整するようにしましょう。
・空腹を感じることはなく、早く効果を出したいなら、タンパク質中心のケトン食ダイエットに取り組んでみましょう。

コラム

高血圧、糖尿病、脂質異常症、がん……
我が家は四重苦の家系だった？

10年前まではメタボだったことからもお分かりかと思いますが、私は太りやすい体質です。ちょっと油断すると、簡単に4～5㎏は増えてしまいます。実際に、両親ともにコレステロール値が高く、父は軽度の糖尿病もあったので、これらを私も受け継いでいました。これは、遺伝子検査でも確認していることです。さらに、父は前立腺がんと肺がんにかかったため、私もがんになる可能性があります。

そんなわけで、私の家系は病気の〝四重苦〟なのです。だからこそ私は、自分の体質を知ったうえで、いかにして四重苦を克服するかを考え、さまざまな検査や健康法を試して体を常にチェックしているのです。

糖質を摂らなくてもエネルギーを補給できる油がある!?
ケトン食実験

ホント

長期間ケトン食を続けると空腹を感じるようになる

プチ断食で気を良くした私ですが、1週間だから耐えられただけかもしれないと思い、これを長く続けたら体調にどのような変化が出るのか、果たして安全なのかを追究したくなりました。

そこで、ケトン食をさらに続ける実験に移ったのです。今回は期限を設けずに続けるつもりなので無理はせず、夕食だけではなく朝食も昼食も摂る代わりに、ケトン食を徹底しました。肉や魚、卵、大豆食品、野菜などからタンパク質や脂質、ビタミン、ミネラルといった必要な栄養素を摂るようにしたのです。

ケトン食の場合、メインのエネルギー源は脂質ですが、糖質が体に入ってこないときには脂肪やアミノ酸を材料にして糖エネルギーを作り出す「糖新生」というシステムがあるので、タンパク質が不足すると筋肉のアミノ酸が消費され、筋肉量が減ってしまいます。ですから、タンパク質は特に多く摂るように心がけました。

こうしてケトン食の生活を続けていると、今回はお腹が空いてエネルギー不足ではないかと感じるようになったのです。だからといって、ここで糖質を口にすれば、それが呼び水となって再び体は糖を欲しがり、それでエネルギーを作るようになってしまいます。

では、糖質に代わるエネルギー源として何で補えばよいのか。考えた末に行きついたのが油でした。

油なのに即エネルギーになるMCTオイル

ケトン体は、脂肪からエネルギーを作り出します。

脂質の主な成分である脂肪酸は、分子が鎖のようにつながっており、その長さによって「長鎖脂肪酸」「中鎖脂肪酸」「短鎖脂肪酸」の三つに分けられています。私たちが日常的に摂っている食用油の多くは長鎖脂肪酸で、消化・吸収までにはいくつものプロセスを経なければなりません。

これに対して中鎖脂肪酸は、水になじみやすい性質のうえ、早く分解されるので、すぐにエネルギーとして利用できるのです。しかも、血糖値を上げず、油なのに体脂肪として蓄積されにくいので動脈硬化を予防しつつ、ケトン食でお腹が空いたときのエネルギーチャージには実に効果的です。

しかし、中鎖脂肪酸を含む食品は少ないため、食品から抽出したMCTオイルを利用するしか効果的な方法はありません。

そこで、朝や日中の小腹が空いたとき、スプーン1杯のMCTオイルを入れたブラックコーヒーを飲むようにしました。こうするとコーヒーがクリーミーになり、カフェオレみたいになるのです。これならコーヒーをブラックで飲めない人でも、マイルドな口当たりになるので飲めるのではないかと思います。味噌汁に入れたりサラダにかけたりしてもOKです。

使い勝手が良いばかりか即効性があるので、食の細い高齢者でも、汁物に入れればエネルギーを確保でき、体力の低下も防げます。

最近はCMでも紹介されているので、MCTオイルをご存じの人も多いと思います。一般には新しいタイプの油と思われていますが、実は手術後の患者さんなど消化機能の弱っている人の栄養補給として、医療現場では以前から用いられてきたものです。それだけに、安心して使えるオイルともいえます。

おかげで私のケトン食実験も、MCTオイルという強い味方を得たことで空腹感を味わうことなく順調に進みました。ほとんど糖質を摂らない食生活でも、体調を崩すことなく、肥満を予防できています。

習慣にしよう！

・ケトン食ダイエット時のエネルギー補給にはMCTオイルを活用しましょう。MCTオイルなら、摂取後すぐに元気になって眠くならず、食欲をそそらないので過食を防ぐことにもつながります。
・脂質はメタボの原因といわれていますが、油によってはメタボ予防に役立ちます。「中鎖脂肪酸」を含む食品に注目してみましょう。

ウソ

動脈硬化予防には、オメガ3を推奨量摂れば十分!?
オメガ3の大量摂取実験

できている動脈硬化も取り去るオメガ3の威力

糖尿病や脂質異常症、高血圧などをなぜ放っておいてはいけないかというと、動脈硬化を引き起こすからです。動脈硬化は血管を傷つけて脳梗塞や心筋梗塞など命にかかわる心血管疾患のリスクを高め、寿命を縮める原因になります。

私の場合、先に触れたように体質的に動脈硬化になるリスク因子が重なっています。このままでは110歳まで生きるのは難しくなると思われ、何としても改善しなければならない課題の一つでした。

そこで、動脈硬化の予防効果がある食品を積極的に摂ることにしました。血液サラサラといえば、サバやアジ、サンマなどの青魚です。これらには、体内で合成することができない必須脂肪酸といわれるＤＨＡ（ドコサヘキサエン酸）やＥＰＡ（エイコサペンタエン酸）が含まれています。

必須脂肪酸にはいくつか種類があり、青魚に含まれるのは「オメガ3脂肪酸※」といわれる種類です。オメガ3には、血栓をできにくくしたり、中性脂肪やコレステロール、血圧の上昇を抑えたりするだけではなく、すでに進行している動脈硬化も取り去る作用があります。

しかし、いくら健康に良くても、来る日も来る日も青魚を食べるのは飽きるもので、長続きしそうにありません。食べられる量も限られてきますから、もっと効率良く手軽に摂れる方法でなければ継続は難しく、動脈硬化を予防するうえでは不向きと実感しました。

そこで、サプリメントを利用することにしたのです。推奨されているオメガ3の摂取量は1・8gほどです。これを毎日、10年間飲み続けました。

動脈硬化予防には毎日4gのオメガ3を摂取する

ところが、実際はこの量では十分ではありません。「心血管高リスク、脂質値異常の患者さん8179人に対し、オメガ3を4g投与したところ、約5年間の追跡調査で25％減少した」という研究結果が報告※されているのです。

いくら健康に良くても脂質なので、摂り過ぎるとカロリーオーバーになって逆効果とされていましたが、実際は推奨量の倍もある4gで動脈硬化が予防できるというわけです。

私も、オメガ3を毎日4g飲むように変えたところ、現在まで血管拡張能が保たれ、冠動脈の狭窄もないことが検査で確認できました。つまり、動脈硬化は認められなかったのです。

私は本格的なマラソンに取り組んでいますが、動脈硬化が起こっていたなら今ごろは倒れていた可能性があります。元気に走れているということも、血管に問題がないという証ではないでしょうか。

さらに、オメガ3は動脈硬化の予防にとどまらず、脳の老化や認知機能の改善にも効果を発揮します。油でありながら血流を良くし、健康に有益な物質なのです。赤血球の膜にも作用して酸素の受け渡しを良くする働きもあるので、アスリートならパフォーマンスも上がると考えられます。

習慣にしよう!

・オメガ3の効果を得るためには、毎日4gの摂取を習慣化しましょう。症状が進んでいる人も飲み続ければ改善が期待でき、血管が若返ります。

胸部レントゲンで見る動脈硬化

例①

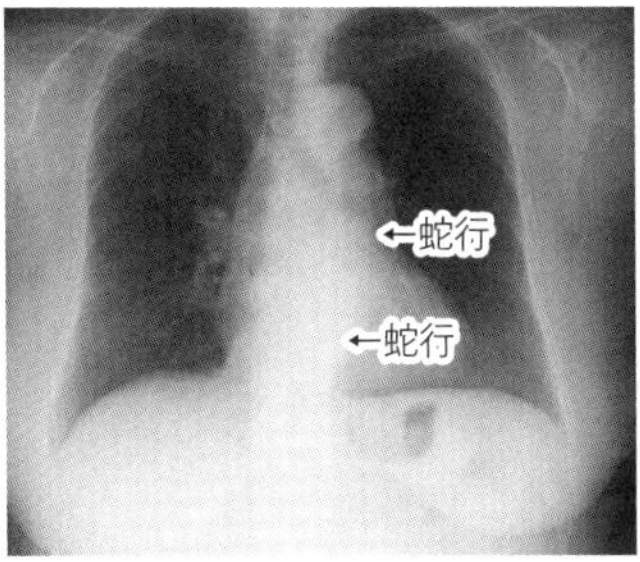

2003年3月（74歳）

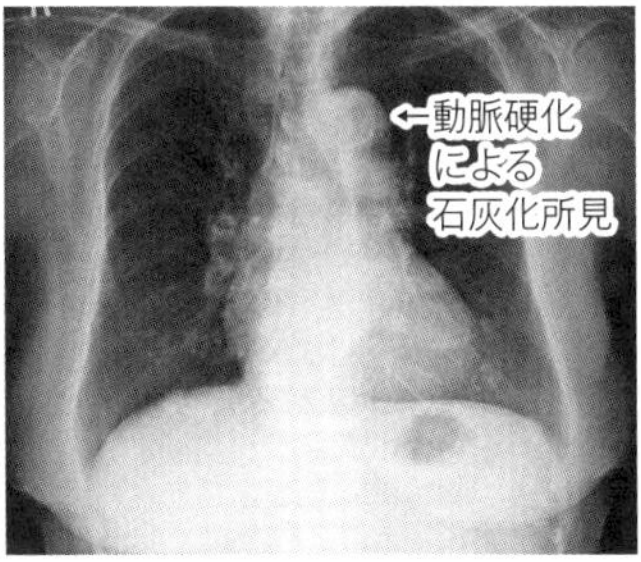

2019年5月（90歳）

55歳から高血圧、脂質異常症の治療開始。糖尿病、他の生活習慣病には罹患していない。74歳時にはすでに大動脈の蛇行を認めるが、その後16年間で悪化していない。ただ、大動脈弓部に動脈硬化による石灰化所見が認められる

例②

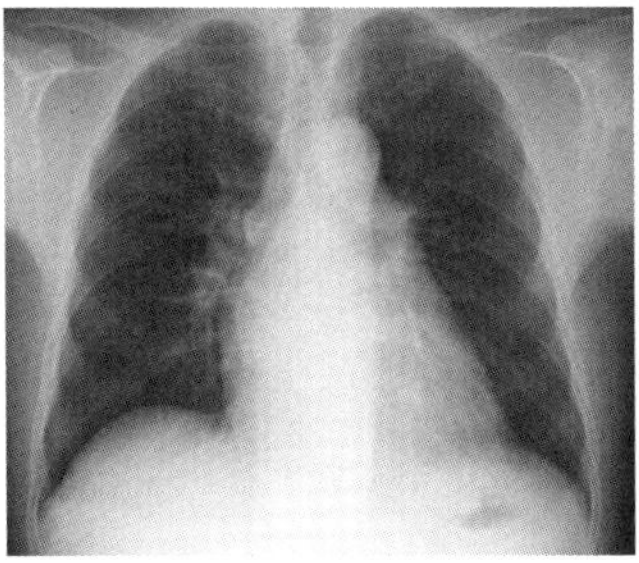

2009年3月（57歳）
（大動脈弓部には石灰化がない）

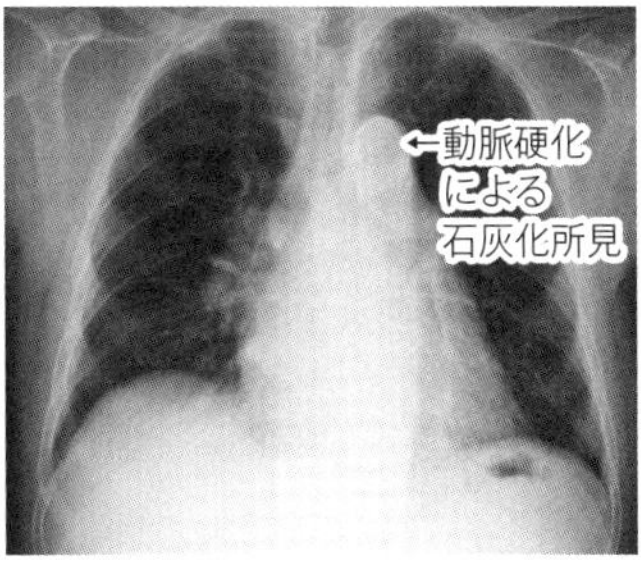

2017年3月（65歳）
（大動脈弓部に石灰化がある）

高血圧の治療が十分でなく、禁煙もできなかった。65歳で脳出血

血管拡張能の検査結果

私のランニング開始１年後の検査結果。若い人と同様の結果です（54歳時）

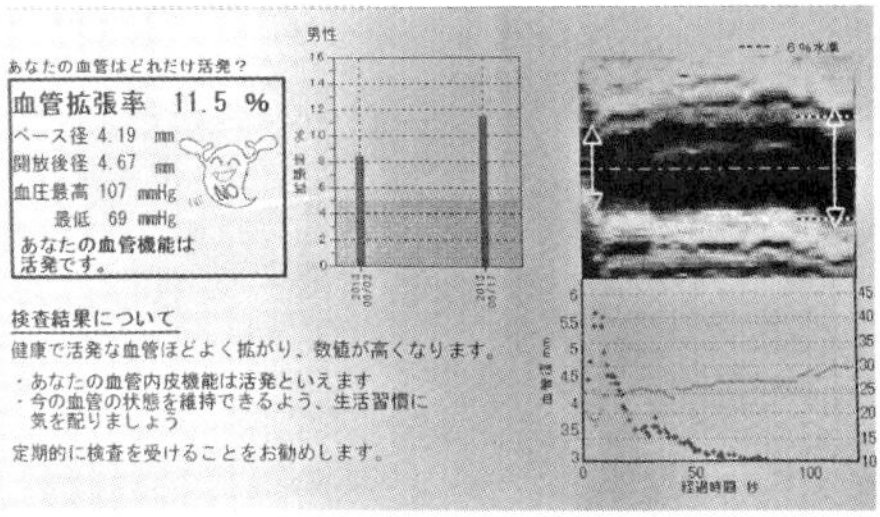

肉を食べ過ぎると血糖値が上がる!?
ステーキ400gの負荷実験

ウソ

肉食でインスリン治療を免れた糖尿病患者がいた

一般に「肉を食べ過ぎると血糖値が上昇して糖尿病のリスクを高めるので、肉を食べ過ぎないようにしたほうがよい」というのはよくいわれることです。

しかし、私はこの説に、ケトン食を実践する前から疑問を感じていました。それは、別のクリニックで「糖尿病だからインスリン治療が必要」と診断された患者さんが、「なんとかしてほしい」と、私のところに駆け込んできたときの症例があったからです。

その患者さんの血糖値は確かに高く、2型糖尿病と思われました。本人はインスリン治療を嫌がっていたため、とりあえず糖質を極力減らすように食事指導をするとともに、DPP-4阻害剤を処方して経過観察をすることにしました。

すると、月1回の来院のたびに患者さんは痩せてきて、当初はヘモグロビンA1c（ブドウ糖がヘモグロビンと結びついた状態を示す数値：６・５％以上だと糖尿病と診断される）が10％近くもあったのが、半年後には５・５％にまで下がっていたのです。これには私も驚き、一体どんな食事をしていたのか興味津々で訊ねました。それに対して彼は、私のアドバイスにしたがってご飯や麺類などの糖質は食べず、肉ばかりを食べていたといいます。それを聞き、「肉中心の食事にすると本当に痩せるんだ」と軽いショックを受けたものです。

本人に自覚はありませんが、まさにケトン食を摂っていたわけです。結局、その患者さんはインスリン治療の必要はなくなり、太らないようにとアドバイスをして終わりました。そのような経験もあり、私も肉を食べ過ぎても血糖値は上がらないか、試してみることにしました。

肉といえばステーキ。さっそく某ステーキハウスに数日通い、４００ｇのステーキを食べ続けたのです。そして、食後血糖値とケトン体の量を測定したところ、血糖値の上昇は見られず、ケトン体の量も以前であれば治療が必要と思うくらいに上昇していましたが、体調は良く、何もトラブルは生じませんでした。

ケトン体が陽性でもインスリン治療が必要とは限らない

つまり、ケトン体が陽性でも、インスリン治療が必要とは限らないわけです。むしろ、肉を食べ過ぎても血糖値が上がることはありません。糖尿病の予防やダイエットに適しているともいえます。また、肉に含まれるタウリンには、血管の収縮を調節したり、膵臓から出るインスリンの分泌を促す働きがある※ことも研究によって分かってきました。

さらにいえば、肉でコレステロール値が上がるといわれていますが、この数値も上がっていません。もちろん、ダイエットや健康のためには野菜などとともにバランスよく食べることは必要ですが、肉の食べ過ぎによる血糖値の上昇は心配しなくてよいのです。

習慣にしよう!

・糖質を中心にした食事は血糖値が上がりやすいので、タンパク質を中心とした食事に変えましょう。血糖値の上昇を抑えられるうえ、ダイエット効果も期待できます。

血糖値とケトン体値の測定結果

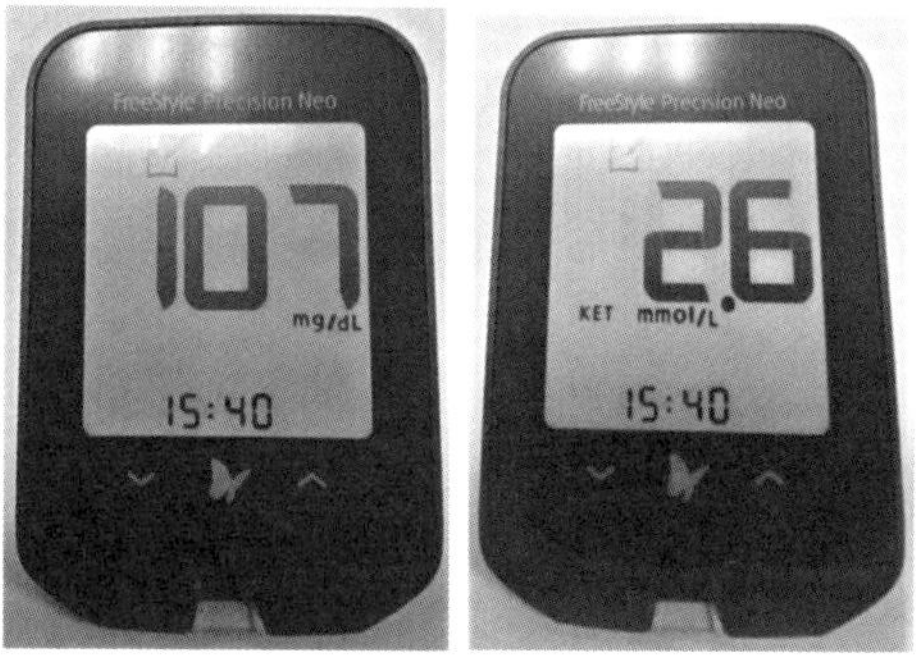

15時40分、朝昼の食事を糖質抜きにして測定した、血糖値とケトン体値
血糖値は空腹にもかかわらず107とやや高め。ケトン体値は2.6mmol/Lと最適なケトンゾーンに入っていました。ケトン体のうち７～８割を占める「β-ヒドロキシ酪酸」を測定しました。
（参考）0.1-0.5：セミケトーシス状態（主なエネルギー源として脂肪が体によって使われる過程が始まった状態）
0.5-3.0：ケトーシス状態（最適なケトンゾーン）
糖質制限を続けていると、0.4-1.2の範囲に入ることが多いようです

キウイフルーツには便秘改善効果がある!? キウイフルーツ負荷実験

ホント

便秘は大腸がんを引き起こす

私は以前便秘ぎみで、たまに痔が出ることがありました。

便秘は大腸に便が停滞した状態のため、長く居座っていればいるほど便の水分が大腸壁から吸収されて硬くなるばかりか、便が腐敗して有害物質を発生させるようになります。これが、発がんの要因になっているのです。女性に大腸がんが多いのも、男性より腹筋が弱いために便秘になりやすいからともいわれています。

ですから便秘は、大腸がん予防には大敵です。そこで、便秘にならないようにすることが大切で、それには食物繊維をしっかり摂ること。

食物繊維には、水に溶ける「水溶性食物繊維」と水に溶けない「不溶性食物繊維」があります。腸内環境を整えて便秘を改善するには、両方がバランスよく含まれていることが大切です。この条件を満たしているものを探すと、ごぼう、アボカド、バナナ、キウイフルーツなどがありました。特にグリーンのキウイフルーツは、便秘の改善効果があり、1日に1～2個食べると効果が期待できるとのことでした。そこでキウイを大量に購入し、毎日1個ずつ食べ続け、本当に便秘が改善するのか試してみたのです。

すると、4日目には「久しぶりに見るな、このウンチ」と思うほどの便が出たのです。それも、「まだ出る、まだ出る」と便が長すぎて便器が詰まってしまい、流れないほどの量でした。どうしようと焦っていると、少しずつ便が水に溶けてきたので、無事に流すことができました。よくこんなにたくさんの便が、お腹の中に溜まっていたものだとビックリしたものです。

世界が注目するキウイフルーツの秘めたるパワー

詳しく調べてみると、キウイフルーツは本場のニュージーランドで盛んに研究されており、健康効果の高い果物であることが分かったのです。

2016年4月には、世界初の「第1回 キウイフルーツの健康効果に関する国際シンポジウム」がニュージーランドで開催され、世界16カ国から185名の医師や研究者が参加したと報告されています。それによると、発表された最新の研究成果の約半数が、「キウイフルーツと腸内フローラ」をテーマとするものでした。キウイフルーツが腸内細菌の環境を良くすることで、整腸作用のほかにもダイエットや糖尿病予防、過敏性腸症候群などへの効果が期待できるとされています。

このシンポジウムで特に注目を集めたのは、「肥満に関係する特定の腸内細菌の増加促進について、キウイフルーツがなんらかの効果を持つ可能性がある」というものでした。スーパーフルーツとしてキウイフルーツには、まだ知られていないパワーが秘められているのかもしれません。

キウイフルーツを食べるときは、私の場合四つに切り、そのままかじっていました。しかし、二つに切ってMCTオイルを垂らして食べると、さらに効果が増すのではないかと思い、試してみたところ、スルリと排便がスムーズになり、トイレ時間も短くなりました。患者さんにもお勧めしたところ、だいたい4～5日で皆さんも効果が出ています。しかし、便が1回出たくらいでは甘い。少なくとも1週間は続けると、お腹がすっきりするのを実感できます。安くて気軽に試せるので、長く続けるにはちょうど良いでしょう。

ただし、これは食物繊維が不足して便秘になっている人の場合です。キウイフルーツで効果がない人は、便秘の原因がほかにあると考えられます。例えば、腸内細菌のバランスが悪い人は、ヨーグルトや納豆などの発酵食品で試してみるとよいでしょう。

また、腹筋が弱くて腹圧がかからないと便を押し出す力が弱くなり、便秘になっている人もいます。このパターンは高齢者に多いのですが、この場合は軽い運動をしたり、姿勢を良くして歩くなど腹筋や背筋を強くしたりすると解消します。

習慣にしよう！

・いろいろな食品で試してみて、「これなら便が出る」という自分の便秘のタイプに合ったものを知っておきましょう。
・食物繊維が不足して便秘になっている人は、グリーンのキウイフルーツを1日1～2個食べましょう。痔の改善にも効果が期待できます。

健診に行くとがんになる？

患者さんたちの間で、まことしやかに噂されている話に「健診に行くとがんになる」ということがあります。昔はよく聞かれましたが、今でも信じられているようで、先日も待合室でお年寄りが話しているのを耳にしました。

これは、何年も検査を受けずにいた人が検査を受けると、がんなどの病気が見つかるという意味ではないかと思われます。定期的に健診を受けていれば大事に至る前に見つかるかもしれないのに、何年も健診を受けていなければがんも進行して見つかる可能性が高くなるのは当然です。すると、手遅れになる可能性も高くなります。

要するに、がんが見つかると怖いので、健診を受けたくないという心理から生まれた〝都市伝説〟の一つではないでしょうか。

第3章

運動後血圧測定、絶食ランニング、
8カ月連続ハーフマラソン……etc.
試して分かった！

長生きできる体を作る
運動のウソ・ホント

運動後に血圧は上がる⁉
運動後血圧測定実験

ウソ

運動後は本当に血圧が上がるのか

患者さんはよく「今走って来たので血圧が高いんです」と、汗を拭きながら言います。これは日常茶飯事で、運動すると興奮しているので交感神経が優位な状態になり、運動後の血圧は上がっていると多くの人が信じています。これは運動する人たちの常識になっているのではないでしょうか。

そこで、本当に運動後は血圧が上がっているのか、1時間ほどランニングをして、その前後の血圧を測定してみることにしました。

すると、実際には走る前よりも血圧は下がっていたのです。ランニングのたびに測定していましたが、毎回血圧は下がっていました。

10㎞前後は走っていたのに、どうして血圧が下がっているのでしょう。

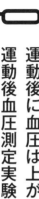

運動を中止しても拡張した血管はすぐには元に戻らない

運動すると興奮状態になって交感神経は優位になるので、心拍数は増え、心臓からは血圧を維持するために必要な血液が送り出されます。運動を中止すると、心拍数は減り始めますが、運動中にはたくさんの血液が筋肉に流れていくので、血管は拡張している状態です。これは、運動を中止したからといって、すぐには筋肉内の血管が収縮するわけではなく、しばらくは拡張した状態が続くからです。

つまり、運動を中止して心拍出量は減少しても、血管は拡張したままなので血流が良くなっており、血圧は低下するというわけです。この血圧の低下が大きいときは、失神することもあります。これを「運動後低血圧」といいます。

お正月に開催される箱根駅伝を見ていると、走ってきたランナーがタスキをつなぐと倒れ込み、スタッフに抱えられていく光景を目にします。これも同じ理由で、レースのゴール直後は、脱水と激しい運動をしていたのが急に止まることで、最も血圧が下がっているのでフラフラになるのです。身近なところでは、スポーツジムに行って運動したあと、ぐったりして血圧を測っている人をよく見かけます。これも運動後低血圧の状態ですので、血圧が下がっているからと安心するのは危険です。最初に述べた「走ってきた」という患者さんもそうですが、自転車をこいできた人など、何らかの運動をして血圧を測った数値は、通常より低いため日頃はもっと高いということです。

したがって、運動後の血圧測定はお勧めできません。測るなら運動前か、運動後30分〜1時間経ってからが良いでしょう。

ちなみに、血圧を下げる要因になるものとして、アルコールにも注意が必要です。以前、私は地方のハーフマラソンに参加するため、新幹線に乗りました。いつもは車で行くのでアルコールは飲めませんが、そのときは安心してゴール直後にビールを飲んでしまいました。その後目の前が真っ白になり、1時間ほどフラフラの状態で立ち上がれなくなったのです。運動に加えてアルコールでさらに血管が拡張し、血圧が下がり過ぎたのが原因でした。

習慣にしよう！

・運動後は血圧が下がっているので、体の回復を図るためにもしばらく休む時間を設けましょう。
・運動後に血圧を測る場合は、運動前か30分～1時間後にしましょう。
・アルコールも血管を拡張して血圧を下げるので、運動直後に飲むのは控えましょう。

空腹で走ると低血糖になる!?
絶食でのランニング実験

ウソ

※人によってはホント

運動中は血糖値が上がっている

マラソンなど長時間にわたって運動をするときは、食事を摂っておかないと血糖値が下がり過ぎて危険だといわれています。低血糖状態になると、冷や汗や手足の震え、頭痛が起こり、重症の場合は意識障害に陥ります。ですから空腹で走ってはいけないというのが常識です。

マラソン好きの私としては、とても気になるところですから検証するしかありません。そこで、絶食状態でランニングをしてみたのです。

ちょうど東京マラソンに向けて体を絞っておこうと思っていた時期でもあったので、トレーニングのつもりで朝食と昼食を抜き、12時間以上の絶食状態にして8㎞ほど走りました。その際、リブレという持続血糖測定器を上腕(部)に着け、走る前の血糖値を測定したあと、トレッドミルで走り始めて1㎞ごとの血糖値を測りました。

これを12日間続けた結果、絶食状態で走っているにもかかわらず、血糖値は下がり過ぎることがなかったのです。

まず、走り始めると血糖値は上昇し、走っている間はそれをキープしています。そして、走り終わると血糖値が下がると思っていたところ、逆に上がっているのです。しかも、走り終わってから15～20分くらいでピークとなり、その後は少しずつ血糖値が下がっていき、40～50分ほどで元の状態に戻りました。

筋肉を鍛えている人と鍛えていない人では結果が違う

絶食をして糖が体内に入ってこなくなると、体内ではグリコーゲンを分解してブドウ糖を作る糖新生が起こり、どんどん糖を作り出します。しかし、走るのを止めた途端に糖が余り、その分で血糖値が上がったのです。その後、糖を作る必要がなくなると、糖新生が減ってきて血糖値も通常の状態に戻ります。つまり、体内のエネルギーのストックにより血糖値が下がることはなく、低血糖にはならないということです。

ただ、これは運動の習慣があり、日頃から筋肉を鍛えている人の話です。体内にエネルギーのストックがあるから可能になったことであり、運動習慣がなく筋肉が衰えている人は低血糖になる可能性が高いのです。

したがって、運動の習慣がない人や高齢者で筋肉量が減っている人は、注意が必要です。

ちなみに、加齢により全身の筋肉量と筋力が自然に低下し、身体能力が低下した状態を「サルコペニア」といい、特に高齢者の身体機能障害や転倒のリスク因子になり得るとされています。ですから元気で長生きするには、走らないにしても筋力は鍛えて筋肉量を減らさないようにすることも必須となります。

習慣にしよう!

・何らかの運動習慣をつけていれば筋肉量の低下を防げ、空腹で活動しても血糖値は維持されるようになります。走ることができなくても、日頃からウォーキングなどの運動に取り組むようにしましょう。

持続血糖測定器による絶食状態での
12回のランニングのデータ

走行距離	血糖値（mg/dl）
（前）	101
1 km	104
2 km	102
3 km	111
4 km	101
5 km	102
6 km	108
7 km	112
8 km	118
運動後 10 分	119
運動後 15 分	136
運動後 20 分	130
運動後 25 分	124
運動後 30 分	109
運動後 40 分	113
運動後 45 分	95

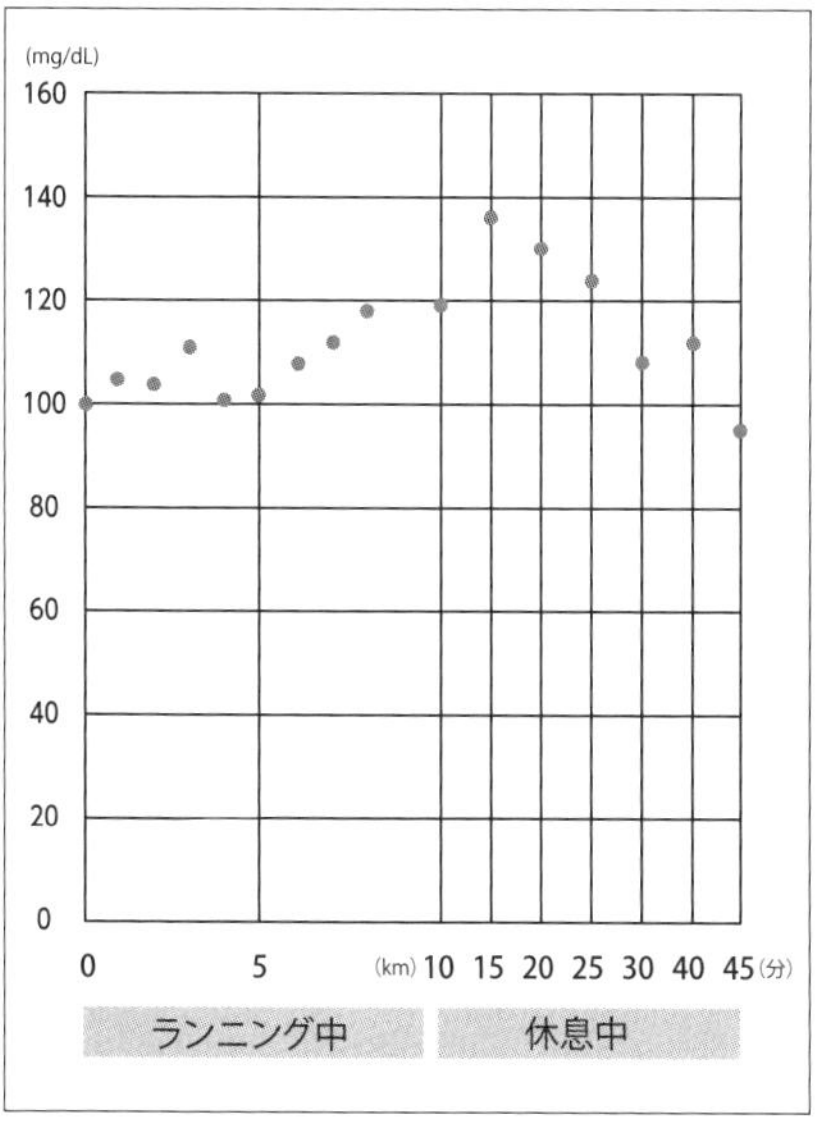

人間が走れる限界は30㎞!? 走り続ける実験

ホント

エネルギーを使い果たすと足が止まって動けなくなる

マラソン選手の福士加代子さんや中本健太郎さんは、練習では30㎞しか走らないといいます。それ以上走ると体の限界を超えるため、ダメージのほうが大きくなり、ケガをするリスクが高くなるからという理由のようです。

そうなると、人間の走れる限界は30㎞くらいなのでしょうか。

そんな疑問が新たにわいてきたので、ギブアップするまで水分補給だけで、ひたすらランニングマシンで走り続けてみることにしました。

すると、スピードを上げずに一定のリズムで走っていると、２００分（3時間20分）が経った頃、距離にしてだいたい30㎞で、足が止まってしまったのです。何回実験しても、ほぼ同じ距離で足が止まりました。

これにより補食なしで走れる距離は、福士選手たちがいわれるように約30㎞と考えられるのです。それ以上何も食べずに走ると、足がつって走れなくなることも分かりました。

このようなことからも、この30㎞というのは、体にもともと備わっている走れる距離の限界ではないかと考えられるのです。

では、エネルギーを計算しながら検証していきましょう。内臓脂肪は、脂肪なので１gで７キロカロリー。食品成分表では脂肪１gで９キロカロリーとなっていますが、内臓脂肪の場合は約20％が水分のため７キロカロリーとなります。グリコーゲンは、糖質なので１gで４キロカロリーです。

・体重70㎏の人が30㎞走る場合：70×30＝２１００キロカロリーが必要。

・ストック分：内臓脂肪は約１００g。１００×７＝７００キロカロリー。

体内に蓄積されているグリコーゲンは約４００g。４００×４＝１６００キロカロリー。

・合計２３００キロカロリーのストック。２３００-２１００＝２００キロカロリー。

よって２００キロカロリーを残し、約30㎞を走れる計算となります。

したがって、約21㎞のハーフマラソンでは、水分補給だけでお腹が空くことなく走り切れるのです。しかし、約42㎞のフルマラソンは、エネルギーのストックを使い果たしても足りなくなるため、30㎞を超えるとエネルギーが枯渇し、足が止まってしまうというわけです。実際に、フルマラソンに参加すると、35㎞を超えた地点から失速する人や動けなくなる人、足がつる人が大勢いて、沿道に腰かけている光景をよく目にします。これらは、エネルギー不足が原因だったのです。

約42㎞を走るフルマラソンは人間の限界を超えている

ところが、一流のアスリートともなると、フルマラソンを2時間くらいで走ります。体重が非常に軽いので、2000キロカロリーくらいで走り切ることができるのです。内臓脂肪のストックは多くありませんが、グリコーゲンは1600キロカロリーあるので、35㎞あたりから失速する人はいますが、何とか走り切れるのです。

ですから、マラソンは体重が軽いほうが有利といえます。同じ40㎞を走るにも、体重が70㎏の人は2800キロカロリーを消費しますが、50㎏の人は2000キロカロリーで済みます。

そもそも人間は30㎞くらい走れるようにできているわけで、逆にいえば30㎞が限界であり、フルマラソンは本来の人間の力を考えると走り過ぎともいえます。

習慣にしよう！

・マラソンに限らず運動をする場合、自分の体内にどれくらいのエネルギーがストックされているのかを計算して知っておきましょう。足が止まったら補食や休憩をとるなど、無理をせず安全に行う目安を把握することが大切です。

運動前のエネルギー補給はバナナやチョコレートがベスト!? フルマラソンのための体調管理

ウソ

バナナやチョコレートはエネルギーに変わるまでの時間が意外と遅い

フルマラソンは約42㎞を走り切らないといけないので、風邪をひくなど体調を崩すのは論外として、先のエネルギー計算で分かるようにエネルギー補給が重要になってきます。

一流のアスリートは、足りない分をアミノ酸やブドウ糖などを入れたスペシャルドリンクで補っています。エネルギーが枯渇する30㎞を過ぎたあたりの給水所に置いておき、補給しているのです。しかし、私のような市民ランナーにはスペシャルドリンクはないので、自分で用意した栄養源を腰に巻いて走り、必要に応じて補給しています。

なかでも、バナナやチョコレートは即エネルギーになるので、運動前に食べると良いというのが常識になっています。ですから市民マラソンでも用意されていることがあります。これらは手軽で摂りやすいのですが、実際に走っているとエネルギーになるまで意外と時間を要し、効率が悪いことに気づいたのです。

効率よくエネルギーを摂るにはゼリーやペースト状のものがベスト

そこで、私は効率よくエネルギーが摂れる、ゼリーやペースト状になっている補食を用意しています。

私の場合、走る際に体重70kg×約40kmで２８００キロカロリーが必要となります。このうち内臓脂肪とグリコーゲンによって２３００キロカロリーのストックがあるので、最低５００キロカロリーは補食しなければなりません。

私が用意している補食は、１個で約１５０キロカロリーあるので4個用意すれば６００キロカロリーとなり、２３００＋６００で２９００キロカロリーになります。これを、15kmを過ぎた頃から1個ずつ補給していけば、即エネルギーとなって余裕で走り切れます。

これは日常生活にも応用できます。忙しくて食事を摂れない状況になったときなどに、ゼリーやペースト状のもので栄養補給をすれば、効果的にエネルギーを摂取できるのです。常備しておくと、いざとなったときに役立ちます。

なお、マラソンではエネルギー補給とともに水分補給が大事になります。特に夏場は、しっかりと暑熱対策をしなければ乗り切れません。帽子やサングラスが必要なうえ、水のボトルを2本取って一本は給水、一本は頭や手にかけて走ります。これは、オリンピック強化委員会が推奨している暑熱対策の基本で、頭と手の平を冷やすと全身が冷えて効率が良いそうです。実際に、脱水予防にもなるので多くのアスリートが実践しています。

習慣にしよう!

・マラソンに取り組む際には、十分な水分補給をし、補食を摂りましょう。足が止まることなくゴールすることができます。
・ゼリーやペースト状のものを食べると効率よくエネルギー補給ができるので、外出の多い人はカバンに入れておきましょう。

コラム

マラソンに向いているかどうかも遺伝子で分かる？

人間のゲノム（全遺伝子情報）が完全に解読されて以来、遺伝子探索が急速に進展しました。主に病気が研究対象ですが、これまでに運動能力に関係する遺伝子もいくつか見つかっています。なかでも、エネルギー代謝を担うミトコンドリアの遺伝子の個人差（多型）が、瞬発力や持久力に関係している可能性があるといわれています。

日本人のミトコンドリア遺伝子は12の型に分類でき、そのうちのF型に短距離・瞬発力系選手の15％、G1型に持久力系選手の8・9％が入っており、一般人での割合（F型6％、G1型3・7％）よりも明らかに高いことが分かりました。

ちなみに、この遺伝子検査を私も受けたところ、なんとG1型でした。これはマラソン向きで、プロの選手並みに良い成績が出せるということでしょうか？

鍛えれば何歳でも若返る!?
最大心拍数に迫る実験

ホント

最大心拍数を知れば自分でセーブすることができる

どんなに強靭な人でも、フルマラソンを全力で走り続けることはできません。どれくらいの速度で走っていけば約42㎞という長い距離を安全に走り切ることができるのか、自分のペースをつかむことが大切です。このペースを知るには、体に負荷をかけて心拍数がどれくらい上がるのかという「最大心拍数」を知っておくとよいでしょう。

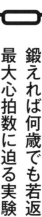

私がダイエットに成功してマラソンを始めようとした53歳のとき、スポーツメーカーのラボで専門家にフォームから走り方に至るまでの指導を受けました。このときに試した体力測定の一つが、「エルゴメーター検査」です。

この検査は、自転車こぎのようなもので、胸に心電図の電極を着けるなどして1分間60回転をメトロノームに合わせ、ひたすらペダルをこぐというもの。これによって最大心拍数や血圧、最大酸素摂取量が分かるなど、医療現場でも心臓病の検査などで用いられています。

体にかなりの負荷をかけるため、2人がかりでモニターされています。脈拍が増え、心電図に不整脈が出てくると、危険なので直ちにストップがかかります。

実際にやってみるとかなりきつく、心臓が飛び出るのではないかと思うほどバクバクしていました。こうして測定した結果、私の最大心拍数は175でした。

その後、マラソンを始めて体が鍛えられてきた57歳のとき、再び受けたエルゴメーター検査の結果は185だったのです。歳は4歳取っているにもかかわらず、最大心拍数は57歳のほうが勝っている、つまり若い体になっていたことになります。

「60〜70％の負荷」がトレーニングの目安

最大心拍数は、検査を受けなくても「220－年齢」と「208－0.7×年齢」で求めることができます。この公式に当時の私を当てはめてみると、「220－57＝163」「208－0.7×57＝168.1」。両者では差があるものの、実際には185なので日頃から鍛えていれば、実年齢よりも若いレベルになれるのです。これにより私の心臓の限界は心拍数が185であることが分かりました。

したがってトレーニングでは、最大心拍数の半分では軽過ぎるので、60~70%程度の負荷をかけて行えば、心臓にダメージを与えることなく安全ということになります。つまり、限界が分かると自分でセーブすることができ、無茶はしなくなるということです。

これがフルマラソンになると、85%ほどのペースで走り、ラストスパートをかけるときは90%くらいになっています。ただし、ゴールするときには100%になっている可能性はあります。

習慣にしよう!

・運動をするときは全力でなく、60~70%くらいの負荷で行いましょう。最大心拍数が上がって元気で若々しくなれます。

ランニング時の脈拍の変化

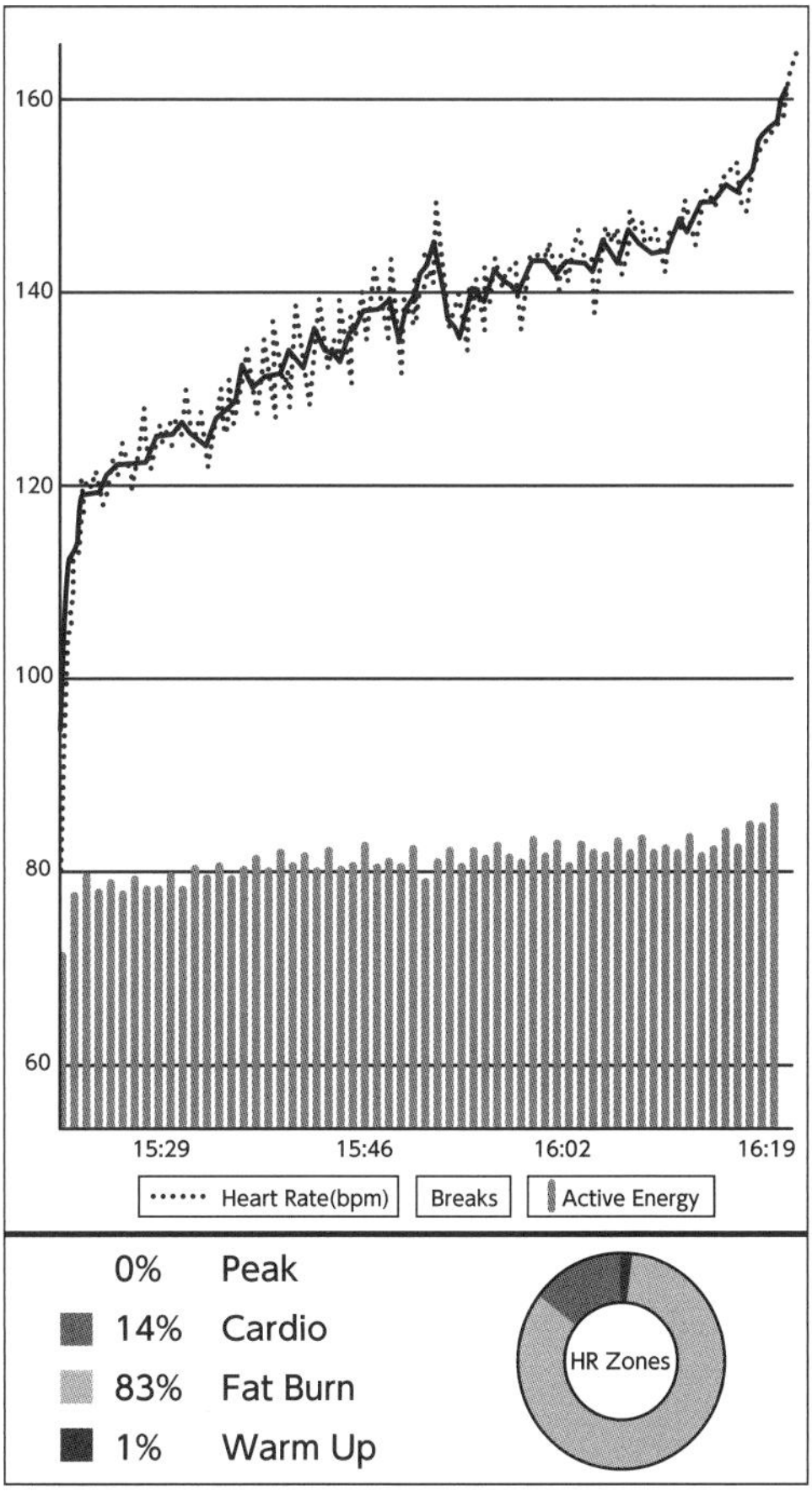

1時間のランニング
徐々にスピードアップし、走行距離12㎞
脈拍は120から160/分以上まで増加している
（レース時の脈拍は150-155/分）

夜に運動すると疲れて熟睡できる!?最低脈拍数モニター実験

ウソ

夜の激しい運動は睡眠の妨げになる

マラソンに限らず本格的に運動をしている人は、体調管理として運動中の心拍数には注意を払うと思います。けれども運動後の心拍数は、あまり気にしていないのではないでしょうか。実は、運動後に心臓への負担がどれくらい残っているのかを知ることも大事なことなのですが、あまり知られていません。

これには、「最低脈拍数」をモニターするのが効果的です。最低脈拍数は安静時に現れるもので、ほとんどの場合で深い眠りに入ったときに観察されます。そのため、十分な睡眠が取れている証でもあり、起きたときには疲れが取れて回復しています。逆に、寝ている間に最低脈拍数が出ないときは眠りが浅く、疲れが取れていないことを示します。

そこで、私は５年前からスマートウォッチを着けるようになり、脈拍を24時間モニターし続けています。

私の場合、日中は診療があるため、走るのはもっぱら夜になります。仕事が終わってケトン食を摂ったあと、21～22時くらいに自宅のランニングマシンで走っています。そうすると、早くても寝るのは０時になり、運動後２時間しか経っていないので交感神経が優位な状態となり、夜中に脈拍が下がり切らないことがあります。そのまま朝を迎えると、疲れが残って体調も優れないので、その晩はトレーニングを入れないようにしています。

勤めている人も日中は運動ができないので会社帰りにジムに寄ったり、帰宅後に走ったりして鍛えていると思います。これによって体が疲れ、寝つきが良くなってぐっすり眠れていると思われがちですが、実際は質の良い睡眠は取れていないと考えられるのです。ただ、翌日の休憩時間に最低脈拍数になることがあり、そういうときは意外と体が回復していて体調も良く、夜には長く走っていられます。

個人差があるので一概にはいえませんが、多少はズレていてもきちんと脈拍が下がり、最低脈拍数が現れることが大事なのです。

60歳を過ぎても運動をしていると心臓は強くなる

最近、脈拍モニターの標準曲線を見ていると、ヒューッと下がっていることに気づきました。最低脈拍数が51から、47へ下がっていたのです。通常では不整脈と診断される数値ですが、さまざまな検査結果から心臓の状態は正常です。

なぜ脈拍数が少ないのかを調べた結果、スポーツ選手によく見られる心臓の肥大が「スポーツ心臓」になっている可能性が高いのです。心臓にダメージを受けていない状態で鍛えると、そのようなことが起こるようです。逆に、脈拍数が上がった場合は、心臓の老化が進んでおり、心不全に近づいていることを意味します。どうやら私の心臓は、60歳を過ぎて若返ったみたいです。

ちなみに、5年間も脈拍をモニターしていると、自分のバイオリズムがつかめてくるので、トレーニングを入れたり休んだり、走る距離を長くしたり短くしたりと、心臓に負担をかけない練習メニューを立てられるようになってきます。

５年間の最低脈拍数のデータ

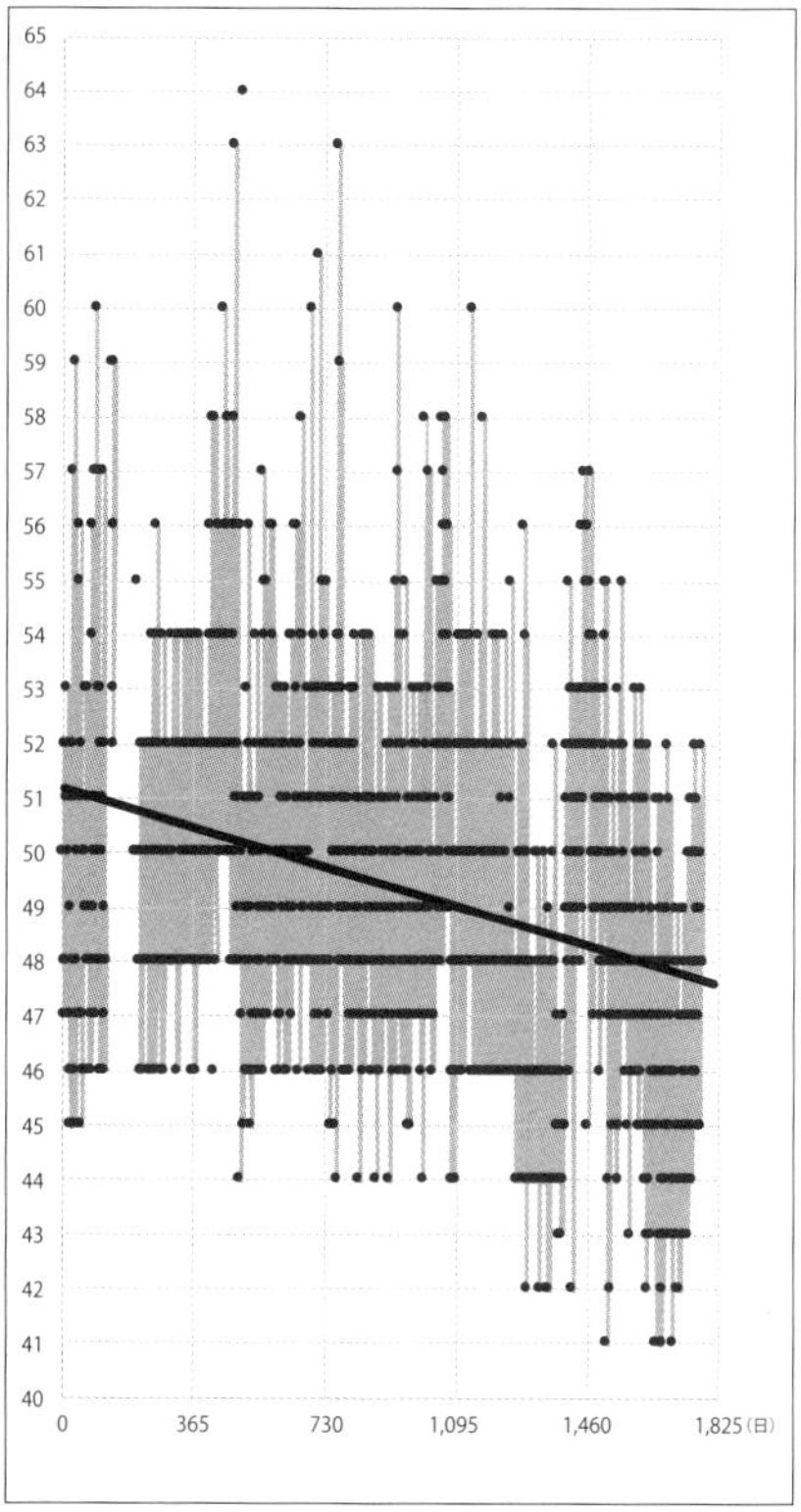

2015年1月から2019年12月（56歳から61歳）

習慣にしよう！

・夜に運動をしている人は、寝つきは良くても翌日に疲れが残って睡眠中に脈拍数が下がり切っていない可能性があります。休養をとって体調を確認してみましょう。

・最低脈拍数をモニターしてみましょう。運動後の心臓の回復具合が分かり、練習に反映できます。

タンパク質を摂っていれば筋肉量は増える!?
体組成計測実験

ウソ

タンパク質だけでは筋肉量は増えない

いくら標準体重であっても筋肉量が少なく、脂肪でその体重を維持している人は、転びやすかったり、心不全を起こしやすかったりして長生きはできません。元気で長生きするには、筋肉量が多いことが有利となります。なぜなら、筋肉量はその人の体力、ひいては生命力を示すものだからです。

一般に「筋肉」というときは、体を動かすための骨格筋を指しており、マッチョな人がプロテイン（タンパク質）を摂っているように、筋肉を作るうえでタンパク質は大事な栄養素です。

ところが、筋肉もタンパク質なので材料は必要ですが、ただ摂っただけでは筋肉量は増えないのです。脂肪は運動をしなくても増えますが、筋肉は運動で鍛えなければ増えないのです。そうするとマッチョな人は理にかなっていますが、日常的に運動する習慣のない人は、タンパク質を摂っても筋肉量は少ないままです。ここが、一般には知られていないので、特に高齢者は筋肉量が少ないために疲れやすくなったり、踏ん張りが利かなくなったりして転倒しやすくなっています。

私はマラソンをするため、速いランナーの中に入ると、まだまだランナー体型には遠いと感じさせられ、体を引き締める必要性を痛感します。

そこで、体組成計で自分の体内の状態を確認するようにしています。今は、一般に市販されている体組成計で、体重のほかにも脂肪量、筋肉量、水分量などを正確に測ることができるので、常に計測しているのです。

自分の筋肉量を知れば体力がわかる

体組成計は、体に微弱な電流を流し、その抵抗値を計測して脂肪や筋肉率などを推定しています。脂肪は電気をほとんど通しませんが、筋肉や血管など水分の多い組織は電気を通しやすい性質をしています。これを利用して、脂肪とそれ以外の組織の割合を推定しているわけです。

私に限らず運動習慣のある人は、意外と体組成を気にするものですが、メタボの人に限って気にしないのです。実際に、私もそうだったのでメタボになりました。

先日も、明らかに肥満の人が健康診断にやってきました。ところが、本人に自覚はなく、太っていないと言うのです。突き出ているお腹は何かと訊ねると、真面目な顔で「筋肉です」と答えました。

脂肪はブヨブヨしていて柔らかく、つまむことができるけれど、自分のお腹はパンパンに張っていてつまめないから筋肉だと主張するわけです。しかし、実際に測ってみると、ほとんどが脂肪でした。冗談と思うかもしれませんが、このような人が意外と多いのです。そして、そう主張するほとんどが男性です。

肥満体型は大きく分けて、見るからに柔らかそうな「ぽっちゃり型」と、肉質が固そうで張っている「固太り型」の2種類があります。固太り型は、以前に運動をやっていて止めた人に多く、筋肉組織の間に脂肪が入り込んで「霜降り肉の状態」になっているので固いのです。運動経験がないのに固太り型の場合は、血流が悪いと考えられています。

したがって、自分の体ときちんと向き合い、筋肉量が少ないときは運動をして増やす努力をすることが、老化予防につながります。

習慣にしよう！

・転びやすかったり、疲れやすい人は日常的に歩いたりストレッチや筋トレをしたりするなど運動習慣をつけましょう。筋肉量が少ない可能性があります。
・自分の脂肪量や筋肉量を知りましょう。適切な量に改善することが健康につながります。

コエンザイムQ10の大量摂取は体に悪い!? コエンザイムQ10の服用実験

ウソ

足がつるのはコエンザイムQ10が不足している可能性がある

人が生きていくために必要なエネルギーは、細胞内のミトコンドリアで作られるATPという物質で供給されています。このATPを作るには酵素の力が必要です。この酵素を助ける働きをしているのが、コエンザイムQ10と呼ばれる補酵素です。コエンザイムQ10はもともと細胞内に存在し、エネルギーを作るときに必要な物質ということです。

なかでも休むことなく全身に酸素と栄養を送り届けている心臓は、ポンプを動かすエネルギーを作るためにコエンザイムQ10が欠かせません。心臓の細胞に含まれるコエンザイムQ10の量は20代をピークに、その後はどんどん失われていく※といわれています。心臓に限らず、肝臓や腎臓など全身の細胞でも加齢に伴いコエンザイムQ10は減少していくため、エネルギーを効率よく作れなくなった結果、手足の冷え、疲れやすい、肩が凝るなど、体の不調を招いてしまいます。

すでに述べたように、私はコレステロール値が高いので治療薬を服用しています。マラソンを始める前の話ですが、何も運動をしていないのに足がつるようになりました。いろいろと調べてみると、コレステロール値を下げるスタチン系の治療薬に、コエンザイムＱ10の合成を抑える作用があり、そのために足がつっていたことが分かりました。

この出来事をきっかけに別の治療薬に変えるとともに、コエンザイムＱ10のサプリメントを飲むようになったのです。それ以来、足はつらなくなりました。実際に試した患者さんも、足がつらなくなったといいます。

ですから、スタチン系の治療薬を服用している人は、コエンザイムＱ10を同時に飲むことをお勧めします。

では、どれくらいの量を飲めば良いのでしょう。

40歳を過ぎたらコエンザイムQ10でエネルギーの産生効率を高める

コエンザイムQ10が著しく減少する40歳を過ぎたら、運動をしていなくても1日30㎎は飲んだほうが良いでしょう。運動している人の場合は、60～100㎎の摂取がお勧めです。心臓に負荷のかかる長距離のランニングをする場合は、1日300㎎の摂取が推奨されています。実際にマラソン選手は300㎎飲んでいるそうです。

これまで、私もマラソンで2回ほど足がつったことがありました。その頃は、コエンザイムQ10を100㎎ほど飲んでいました。それでも30㎞を過ぎたあたりで足がつり、残りの約12㎞を足がつった状態で走ったのです。すごくつらかったことは忘れられません。

この経験からフルマラソンを走るには、100㎎のコエンザイムQ10では足りません。やはりマラソン選手のように300㎎飲む必要があるといえます。このとき、特に体調不良も起こりませんでした。

したがって、コエンザイムQ10を大量に飲んでも体に悪影響はなく、マラソンをしている人にはエネルギー産生を高め、足がつるのを防ぐためにも300㎎は必要と実感しています。

さらに、コエンザイムQ10を飲み続けていると、エネルギーの産生効率が良くなります。実際にオリンピック選手たちも筋力アップや持続力の強化、エネルギー産生を高める、運動による筋肉細胞の酸化を防ぐなどの目的で、コエンザイムQ10を愛用しているといいます。どの運動をするにしても効果的なのです。

酸化を防ぐ作用というのは、ミトコンドリアがエネルギーを産生する際に活性酸素が発生し、細胞を酸化させるのをコエンザイムQ10が除去して細胞を錆びから守るというのです。ですから、アンチエイジングをうたった化粧品にもコエンザイムQ10が用いられています。

習慣にしよう！

- 40歳を過ぎたらコエンザイムQ10を飲みましょう。
- 運動をしている人は、特に心臓への負担を軽減してエネルギーの産生効率を良くするためにも多めの摂取を心がけましょう。

痩せると酸素摂取量が増える⁉
最大酸素摂取量増大実験

ホント

酸素摂取量は持久力の指標になる

私たちは呼吸をすることで体内に酸素を取り入れ、それを利用して糖や脂肪を分解して運動エネルギーを作りだしています。ですから、体内に取り込む酸素量が多いほどエネルギーもたくさん作られ、強度の高い運動をより長く行えるようになります。

体に取り込める最大の酸素量を「最大酸素摂取量」といい、これは1分間に体重1kgあたりが取り込める酸素量を指し、自分自身の持久力の指標として用いられています。

最大酸素摂取量は、採気用のマスクを着けながらトレッドミルや自転車エルゴメーターで徐々に負荷を上げていき、ある程度の運動強度まで達したとき、それ以上の酸素摂取量の増加が見られなくなった最大の値を測定しています。

この測定は簡単に行えるものではなく、専用の機器や専門の人が付いて行う必要があります。私はスポーツメーカーのラボに通っていたとき、２回ほど測定しました。その頃はランニングを始めたばかりでしたので、最大酸素摂取量は40 ml／kg／分といたって標準でした。それが、少し体を鍛えた2回目は、体重70kgで48 ml／kg／分とやや上がっていました。

一方、７年経った現在の最大酸素摂取量は56と、かなり上がっています。

ところが、この数字は初期の頃の体重70kgで入力したデータなのです。すでに気づいた人がいるかもしれませんが、最大酸素摂取量は1分間に体重1kgあたりが取り込める酸素量です。つまり、肺の大きさは変わっていないので肺機能は同じとすると、体重が変われば数字も変わってくることになります。

例えば、４０００ccの酸素を肺が取り込めるとして、体重１００kgの人の最大酸素量は40になります。それが、痩せて50kgになると最大酸素摂取量は80になる計算です。したがって、痩せれば酸素摂取量は増えることになるのです。私の場合も、今は60kg台ですが、体重がさらに減って50kgになれば計算上は最大酸素摂取量が78になります。オリンピックに出場するような選手ともなると、ほとんどが70～80ですから、私も痩せると一流選手並みの酸素摂取量になる可能性があります。したがって痩せれば、単に見かけがスリムになるだけではなく、フィットネスレベルも上がるといえます。

最大酸素摂取量が増えれば心臓の負担も軽減できる

よくアスリートたちが海外で高地トレーニングを行っています。これは、環境への適応能力を活かし、運動能力向上につなげるためのトレーニング方法※です。高地では、酸素濃度が薄いために人間の体は酸素を取り込みにくくなり、血中の酸素濃度は低下します。そうすると、体は環境に適応した酸素供給能力を確保するために、体内で赤血球数やヘモグロビン濃度を増加させるようになるのです。

これにより酸素の運搬能力や筋肉での酸素消費能力が高まり、平地で走ったときにはラクに感じて大きな力を発揮できるようになります。また、筋肉への酸素供給も十分に行われるため、全身持久力とともに筋持久力も向上する効果が期待できるといわれています。

酸素摂取量が増えれば当然、心臓への負担も確実に軽くなります。実際に、メタボ時代はクリニックの地下から3階まで階段を上がるのに息切れをしていたのが、現在は一気に駆け上がることができ、脈も乱れることがなくなったのです。
さらに、痩せると走る速度も圧倒的に上がります。運動量＝質量（m）×速度（v）で求められます。つまり、m（体重）が小さくなれば、v（速度）は上がるわけで、重くてスピードが出なかったトラックから、軽くて速いスポーツカーに変身するように、体重を減らせば速く走れるようになるのです。走る習慣がない人でも酸素摂取量が増えれば、日常での身のこなしがラクになることで、転倒やケガをするリスクも軽減でき、寝たきりの予防にもつながります。

習慣にしよう!

・痩せて酸素摂取量を増やしましょう。持久力が向上してフィットネスレベルが上がるだけではなく、心臓へのダメージも軽減します。動作が身軽になると、転倒したときでもすぐに地面に手をつけるようになり、ケガの防止にもつながります。

インターバルを取らずに毎月走り続けるとタイムは伸びない⁉　ハーフマラソンに8カ月間、毎月参加する実験

ホント

走れるかどうかは脚力と心臓にかかっている

長生きに欠かせない運動のなかでも、マラソンで走り過ぎると故障が多くなるだけではなく、記録も伸びないというのが常識です。これが本当なのかを試してみました。

実践したのは2013年の5～12月までの8カ月間。インターバルを取ることなく毎月、時には1～2週間しか空けずハーフマラソンに出場し続けました。

その結果、故障せずに走り続けることはできましたが、記録は伸びませんでした。なぜなら、毎月欠かさずハーフマラソンに出場するとなると、無理をせず体力を温存した走りになるためタイムを気にしないというか、シャカリキに走らなくなるからです。

毎週、毎月走るには、脚力と強い心臓がなければできません。私もだいぶ脚力が付いてきて、翌日に足が痛くなることはありませんでした。また、脈拍も翌日には戻っていたこ

とから、しっかり回復していることも走り続けるポイントと思われます。

現在はプロになっており、当時は埼玉県庁に勤めながら毎月フルマラソンに出場していた川内優輝選手のお話を聞く機会がありました。そのとき、公務員の彼は平日に休めないので、その分をレースで補っていると話していました。そのために本番のレースと練習のレースを決め、本番は全力で走り、練習は本番のレースの組み立てを考えながら、力を抜いて走っていたそうです。つまり、メリハリをつけて走ることで、毎月レースに出場することを可能にしたということです。

やはり適度なインターバルが必要だということがよく分かります。

習慣にしよう！

・激しい運動のあとにはインターバルをとりましょう。十分に体力が回復し、ベストの状態で初めて良い結果を出せるのです。
・運動するときは、一流のアスリートたちの話を聞き、参考になることは取り入れてみましょう。

自分の足に合わないシューズはタイムに影響する!?
ランニングシューズの履き比べ実験

ホント

シューズは自分の脚力に合わせて選ぶ

マラソンは、フォームが良くないと走りに無駄が出てタイムも縮まりません。フォームが良くなったとき、次に大事なのがシューズです。シューズは足の筋肉、つまり脚力に合わせて選ばないと膝を痛めたり、せっかく速く走れるのに遅くなったりするのです。

私もマラソンを始めた頃は、脚力がなかったので足への負担が少なく、クッション性の高いシューズを履いていました。その後、脚力が付いてくると、軽くてそれほどクッション性のないプロ仕様のシューズを選ぶようになりました。

基本的なフォームが身に付いていると、走るスピードが速くなり、走る際の着地している時間（接地時間）が短くなるので、かかと部分にあるクッション材はあまり必要としなくなります。そのため、見た目も薄く、より軽量な構造のシューズのほうが走りやすくなるわけです。

それを知らずに脚力が付いていない頃、プロ仕様のシューズを履いてハーフマラソンに出場したことがありました。すると、膝に激痛が走り、残りの４㎞から足を引きずるように走ってゴールしたのです。

ですから、ただ自分の足のサイズや形で選ぶのではなく、脚力に応じたシューズを選ぶことが大切なのです。また、できれば練習用と本番用で使い分けるとよいでしょう。

自分の足に合ったシューズだとタイムが縮まる

私はこれまで、いろいろなメーカーのシューズを50足くらい履き比べてきました。履き心地は良くても実際に走ってみると走りにくい、バネがイマイチで足を踏み出しにくい、着地の際に違和感がある、足には合っているけれど記録が伸びないなど、〝帯に短したすきに長し〟という感じでなかなかフィットするものと出合えませんでした。

アマチュアの私でさえもシューズ選びに苦労しているのですから、プロや一流の選手たちがシューズにこだわり、自分の足に合ったものをオーダーメイドするのは当然です。

そんななか、ようやく私好みのシューズを見つけました。そのシューズは、まず持ったときに非常に軽く、足先のカットとバネが良く、上り坂を走ると平地のように感じ、平地を走ると下り坂のように進みます。ですから走っていてラクで、軽快に進み、ハーフマラソンでタイムも9分縮まりました。

このように、シューズによっても、私たちアマチュアなら5～10分、プロなら2～3分はタイムが違ってきます。1㎞にすると2～3秒の違いですが、それで10メートルくらいの差がつくわけですから、いかにシューズ選びは大事かが分かります。

習慣にしよう！

・脚力がつくまではクッション性の高いシューズで膝を守り、脚力がついてきてからプロ仕様のシューズを履きましょう。合わないシューズは膝などを痛めたり、けがをしたりする原因になります。段階を踏んで履き替えることが大切です。

コラム

忘れられない一杯の水のおいしさ

私が走り始めた頃、息をゼイゼイさせ、汗でびっしょりになってゴールしたときにいただいた水が、なんとおいしかったことか。今でも思い出される特別な味です。

特別といっても、どこかの名水とか、ミネラルウォーターではなく、単なる地元の水道水なのです。けれども、砂漠でやっとありついた水かのように、飲むと細胞の一つひとつにしみわたり、「水って、こんなにおいしかったんだ」と、大げさではなく命の水と感じました。

きっと運動したあとで飲んだので、そう感じたのでしょう。しかし、その後も何回もマラソンに出場していますが、あのときのような感動を味わうことができないのです。どこにも売っていない特別な水でした。

第4章

1日4時間睡眠、10日間暗室生活、
終夜ポリグラフィー……etc.
試して分かった！

心身の回復と免疫力アップを促す
睡眠のウソ・ホント

光の入らない場所に長時間いると時間の感覚がなくなる!?
10日間の暗室生活実験

ホント

生体リズムが乱れて昼夜が逆転する

以前、暗い洞窟で何日も生活すると人間はどうなるのか、という実験が外国で行われた話を本で読み、それが頭の片隅に残っていたのだと思います。私は、大学4年生の夏休みに暇を持て余して、自分でも同じ実験をやってみようと思い立ちました。

中学時代は写真に凝っていて現像も自分でやっていたので、ちょうど暗幕を持っていたのも幸いしました。六畳の部屋の窓に暗幕を張り、真っ暗にしたら電気をつけるのも消すのも自由、寝たいときに寝て起きたいときに起きる、時計はわざわざ見に行かないと分からない場所に置き、お腹が空いたら食事を作っても外食でも良し、あとは好きに過ごすというルールを作り、10日間ほど暮らしてみました。

暗室生活を始めた当初は、原始的な生活を楽しんでいるところがありました。しかし、だんだんと「こんな怠惰な生活をしていてはいけない」と、人生について真剣に考えるように気持ちが変化し、ほとんどの時間を将来の夢に費やしていたのです。

そして、何日目だったのかは覚えていませんが、お腹が空いたので時計を見ると２時を過ぎていました。これではお腹も空くはずです。あまりにもお腹が空き過ぎて食事を作る気にもなれず、何か食べに行こうと外に出ると、なんと真っ暗で夜中の２時だったのです。てっきり昼間の２時と思っていただけに、これは衝撃でした。それで、急いで夜中でも開いている店に行ったのですが、完全に昼夜が逆転していたのです。これは、生体リズムが乱れて時間の感覚がズレていたからでした。

夜遅くまで起きていても生体リズムは乱れる

生体リズムはとても大事です。例えば、胃液も生体リズムに応じて分泌されています。研修医の頃、患者さんの胃のバリウム検査を担当したとき、時間がかかり過ぎてしまい、最後の患者さんの順番が来たときには昼近くになってしまったことがありました。そうすると、患者さんは朝食を摂らずに来ているので、昼頃になると空腹のために胃液が出てくるのです。胃液が出ると、バリウムが胃粘膜に付着しにくくなり、病変を検出しづらいなど検査精度が下がってしまいます。

このように、ほとんどの人は食事の時間になると、胃液が分泌されるようになるのです。これも生体リズムの一つです。幸いにも私は実験中も元気で体に異変は出ませんでしたが、もっと長く続けていたら、おそらく体調を崩していたと思います。

暗室生活をしなくても、夜更かしが続けば生体リズムは確実に乱れます。高齢者の方には寝つけないので深夜ラジオを朝まで聴いて、それから昼過ぎまで寝ているという方も多いでしょう。これでは生体リズムがズレていき、余計に眠れなくなります。私の実験では、だいたい1日1時間くらいずつズレていっていました。こういった乱れを防止するためには、夜遅くまで起きていても毎朝同じ時間に起きて太陽の光を浴びることが大切です。

習慣にしよう!

・夜遅くまで起きていても毎朝同じ時間に起きましょう。これによって体がリセットされるので、休みの日でも朝寝坊をしないで規則正しい生活を心がければ、寝つきも良くなって健康が維持できます。

コラム

時差ボケも生体リズムが乱れて起こっている

海外旅行の際に、現地到着後や帰国後に、不眠や疲労感、食欲不振、イライラするなど、体に不調が現れることがあります。これが「時差ボケ」で、生体リズムが時差によって乱され、体調に変化をもたらした結果です。

通常、4〜5時間以上の時差があると、時差ボケになるといわれています。

日本から米国やハワイなど東方面へ向かうときは1日の周期が短くなり、逆にヨーロッパなど西方面へ向かうときは1日の周期が長くなります。生体リズムは、1日の周期が長くなるほうには順応しやすいのですが、短くなると順応しづらい傾向にあります。そのため、時差ボケがひどくなりやすいと考えられます。

ホント

脈拍で心理状態が分かる!? スマートウォッチ健康管理法

体の基本リズムは脈拍で分かる

突発的なアクシデントに見舞われると、心臓がドキドキしているのを感じますが、このとき脈拍も速くなっています。これは、自分の生体リズムを知る手がかりになる、大事な反応でもあるのです。

生体リズムは生活のリズムと連動しているため、生活のリズムが乱れると生体リズムも乱れてきます。生活のリズムは、その人の生活習慣によって成り立っており、独自の「基本リズム」を作り出しています。ですから不規則な生活を続けていると基本リズムも乱れ、それが生体リズムを狂わせて不調の原因にもなります。したがって、自分の基本リズムを知ることは生体リズムを知ることとなり、これは脈拍を見れば一目瞭然なのです。

私の場合は、もともと高血圧でコレステロール値や血糖値も高いので、生活のリズムが乱れると生体リズムにも狂いが生じ、これらの数値が上がってしまいます。そのため、できるだけ生活のリズムを乱さないようにすることが、元気で長生きするうえでの課題です。

そこで、脈拍モニター実験でも使用しているスマートウォッチで、常に脈拍の変動を確認しています。スマートウォッチに表示される脈拍の変動を見れば、その日に起こったことも把握することができるからです。

微妙な心の動揺も脈拍はキャッチしている

例えば、先日も脈拍がグンと上がった場面が２回ほどありました。１回は朝から大事なクレジットカードを落としてしまったとき、もう１回は、雑誌の取材を受けたときでした。日常とは違う出来事が、自分でも気づかない興奮状態になって脈拍を上げていたのです。

また、ハーフマラソンで膝を痛めたりインフルエンザにかかったとき、睡眠不足のときも脈拍は変動していました。

このように、良いことでも悪いことでも精神的・肉体的なストレスで脈拍は上がり、生体リズムを乱すようになるのです。そういうときは交感神経が優位になっており、夜になってもなかなか副交感神経に切り替わらないので寝つきが悪くなります。その結果、睡眠不足になり、ますます生体リズムを狂わせることとなります。

したがって、自分の基本リズムを知っていると、今日は調子が良いとか、疲れているとか、無理をしているなど、脈拍から自分の体調を推し量ることができるのです。そうすると、自分では気にしていないつもりでも、実は動揺してダメージを受けているといった自分の弱点も分かってきたりして、健康管理には大いに役立ちます。

習慣にしよう!

・自分がどのようなときに脈拍が上がりやすいかを知りましょう。
・深呼吸をする、家族の写真を見るなど、自分なりに気持ちを落ち着かせる方法を持ちましょう。アクシデントが起きてもダメージを最小限に抑えられるようになります。

脈拍の日内変動パターン

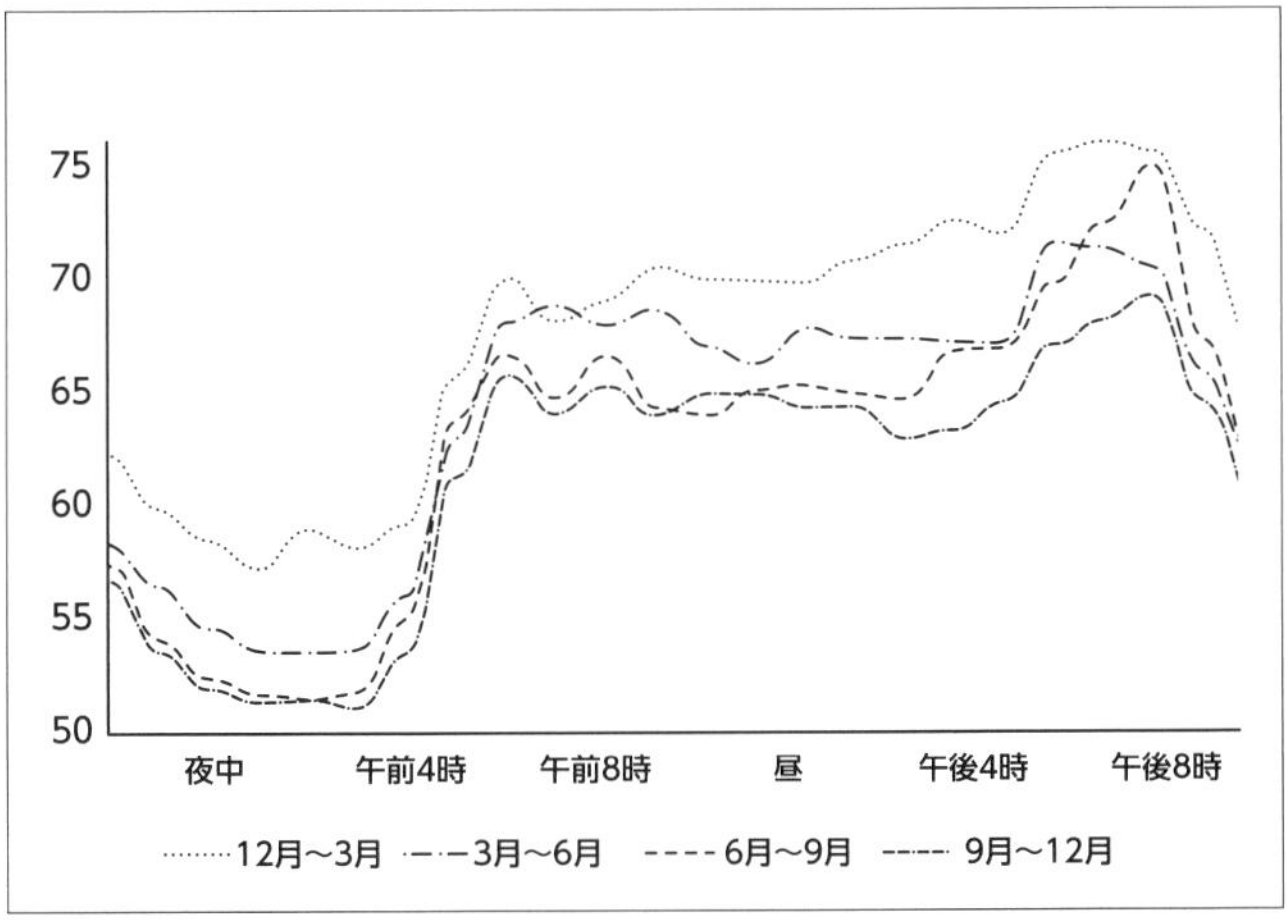

夜中には脈拍は遅くなり、起床とともに速くなっている。日中は速めで推移し、夕方はさらに速くなり、夕食後に遅くなっている。12月から3月は全体的に脈が速くなっているが、これはこの時期に「短時間睡眠実験」を実施したことによると考えられる

寝る前の一杯は健康に良い!?

寝酒実験

ウソ

寝つきが良くても深い眠りを得られない

寝る前に飲酒をすると、「よく眠れる」と考える人は多いと思います。特に日本人は世界的に見ても寝酒をする割合の多いことが、睡眠に関連する行動調査※でも分かっています。どうやら日本には「寝酒神話」が根強く残っているようです。

そこで、寝酒をするとよく眠れるのかを確かめてみることにしました。寝酒ですから缶ビールを1本程度とし、飲んだ日と飲まなかった日の脈拍や体調などをチェックしました。すると、確かにアルコールを飲むと寝つきは良くなります。スーッと眠りに落ちたのですが、数時間後には目が覚めてしまいました。それ以降もウトウトする程度で眠りは浅く、すぐに目が覚める状態が朝まで続くこととなったのです。

アルコールには利尿作用があり、睡眠中の尿の量を増やすので尿意を催して目が覚め、睡眠が途切れ途切れになったのも原因の一つと考えられます。

また、脈拍も本来は下がるはずなのに、ビールを飲んだ日は下がり切ることはありませんでした。これは、深い眠りを得られていないことを意味しており、実際に翌朝は体がだるく、前日の疲れが十分に取れていませんでした。つまり、寝る前の飲酒は睡眠の質を大幅に低下させてしまうのです。

飲酒はがんのリスクを高める可能性大

昔から「酒は百薬の長」というくらいなので、少量なら良いのではないかと思う人もいるでしょう。実際に、「アルコールが動脈硬化の進行を防ぎ、脳梗塞や心筋梗塞などの循環器疾患の発症リスクを下げる」とする研究結果が、過去には発表されています。このほかにも血管を拡張して血流を良くするとか、リラックス効果があるなど、さまざまな発表がされてきました。

ところが、それらの説を覆す信頼性の高い論文が２０１８年8月に医学雑誌『ランセット』に発表※されたのです。それによると、健康リスクを最小化する飲酒量に関して、最も信頼のおける値は1日0杯という結果。心筋梗塞に関しては、少量の飲酒をしている人ほどリスクが低く、ある程度以上になるとリスクが高くなるのが分かりました。しかし、女性では少量でも乳がんのリスクが上がり、男性では口腔がんのリスクが上がっていました。医療の分野には絶対はなく、「今日の常識が明日の非常識」ともいわれています。ですから論文一つで判断はできませんが、世界的権威のある雑誌なだけに波紋を広げています。

しかも、アルコールを飲むと寝汗をかきやすくなることで体は脱水状態となり、血液が固まりやすくもなります。これにより血管が詰まる恐れがあり、睡眠中の脳梗塞や心筋梗塞のリスクを高めることにもつながります。

私の実験でも寝酒は睡眠の質を低下させる結果が出ているので、アルコールに頼らず、生活習慣を改善することで良い睡眠を確保することをお勧めします。

習慣にしよう!

・寝酒の習慣はやめましょう。夜中に何度も目が覚め、記憶や学習にとって大事なレム睡眠を妨げることとなります。日中のパフォーマンスが低下するなど、仕事や勉強にも悪影響となりデメリットのほうが多いと考えられます。

コラム

夜中に目が覚めてしまって睡眠不足というけれど

高齢者に多いことですが、いつも夜中の2時、3時に目が覚めてしまって寝不足なので、朝まで眠れるように睡眠薬を処方してほしいと訴えます。

ところが、よくよく話を聞くと、寝るのが夜の9時だというのです。つまり、5～6時間は寝ていることになります。しかも、3時に目が覚めるので、睡眠薬を飲んで再び寝て、起きるのが9時といいます。つまり、トータルで12時間も寝ていることになるのです。

これでは睡眠不足どころか寝過ぎです。そこで私が、「寝る時間を遅くして10時、11時にしてはどうですか」と提案すると、「そんなに遅くまで起きていても、何もやることがない」というのです。長生きするには、何をやるのか準備しておくことも必要と痛感しました。

ウソ いびきは熟睡の証⁉ 終夜ポリグラフィー体験

いびきをかく人は睡眠時無呼吸症候群の可能性がある

「いびきをかくのは熟睡している証」という人がいますが、いびきで目が覚めるということは睡眠が浅くなり、決して熟睡できていないと思われます。

ちょうど私がクリニックを開業して忙しく、出前で食事を済ませていたことでメタボになった頃は、いびきをかいており、よく自分のいびきで目が覚めていました。そんなある日、家族からは「いびきをかいていると思ったら突然、静かになって呼吸が止まっていた」と指摘されたのです。

その時期、新幹線の運転手が睡眠時無呼吸症候群が原因と思われる居眠り運転で、オーバーランをした事故が起こりました。

この事故で私自身も不安になり、睡眠時無呼吸症候群の程度を調べる「終夜ポリグラフィー」という検査を受けたのです。この検査は、指に酸素飽和度を調べる器具を付け、鼻には酸素チューブを付けて呼吸をしているかどうかを気流で確認するというもの。これを一晩中測ることで、睡眠時無呼吸症候群の重症度が分かります。

その結果、私は中等度の睡眠時無呼吸症候群であることが判明しました。治療の必要があるので、ＣＰＡＰ（シーパップ）という酸素マスクのようなものを睡眠中に装着し、酸素を無理やり気道に送り続けることで、呼吸が止まるのを防ぐ治療を続けていました。これを、痩せるまでずっと着けて寝ることとなったのです。

睡眠時無呼吸症候群の多くは肥満を解消すれば改善できる

睡眠時無呼吸症候群は文字通り、睡眠中に呼吸が止まる病気で、その原因のほとんどが肥満です。いびきは、空気の通り道である気道が何らかの理由で狭くなり、そこを空気が無理やり通るときに空気抵抗が大きくなることで生じる摩擦音です。

太っていると、喉の周囲にも脂肪がつくために気道が狭くなります。ですから太っている人はいびきをかきやすく、睡眠時無呼吸症候群にもなりやすいわけです。なかには顎が小さくて気道も狭くなり、いびきをかきやすくなるなどが原因の場合もあります。

呼吸が止まるということは、その間は体に酸素が供給されないことを意味します。試しに30秒、息を止めてみてください。息苦しくて、30秒を待たずに息を吸い込んだことでしょう。これが寝ている間に起こっていると思うと怖くなります。このとき、血液中に含まれる酸素量（酸素飽和度）は通常98〜100％のところ、90％程度になっています。

睡眠時無呼吸症候群が怖いのは、先の例のように十分な睡眠がとれないので日中に眠気を催してしまうところです。車の運転中に起これば、交通事故につながる危険があります。

その後、私自身はダイエットで20kgの減量に成功し、さらにマラソンをするようになってメタボを卒業したことで、いびきもかかなくなり、睡眠時無呼吸症候群も治りました。

習慣にしよう！

・いびきをかき、日中に強い眠気に襲われる人は、睡眠時無呼吸症候群を疑いましょう。肥満の人は減量をし、痩せている人は検査をして原因を知り、いびきの改善が急務です。

終夜ポリグラフィー検査のデータ

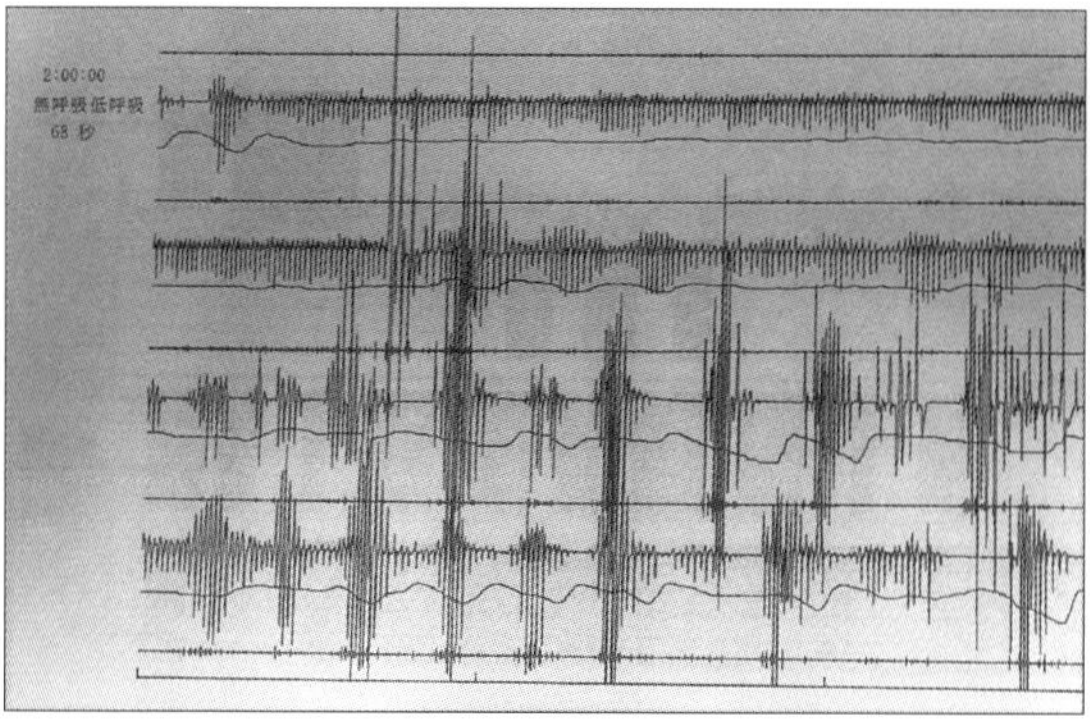

この検査では、睡眠時の無呼吸低呼吸指数は20.0回/時だった

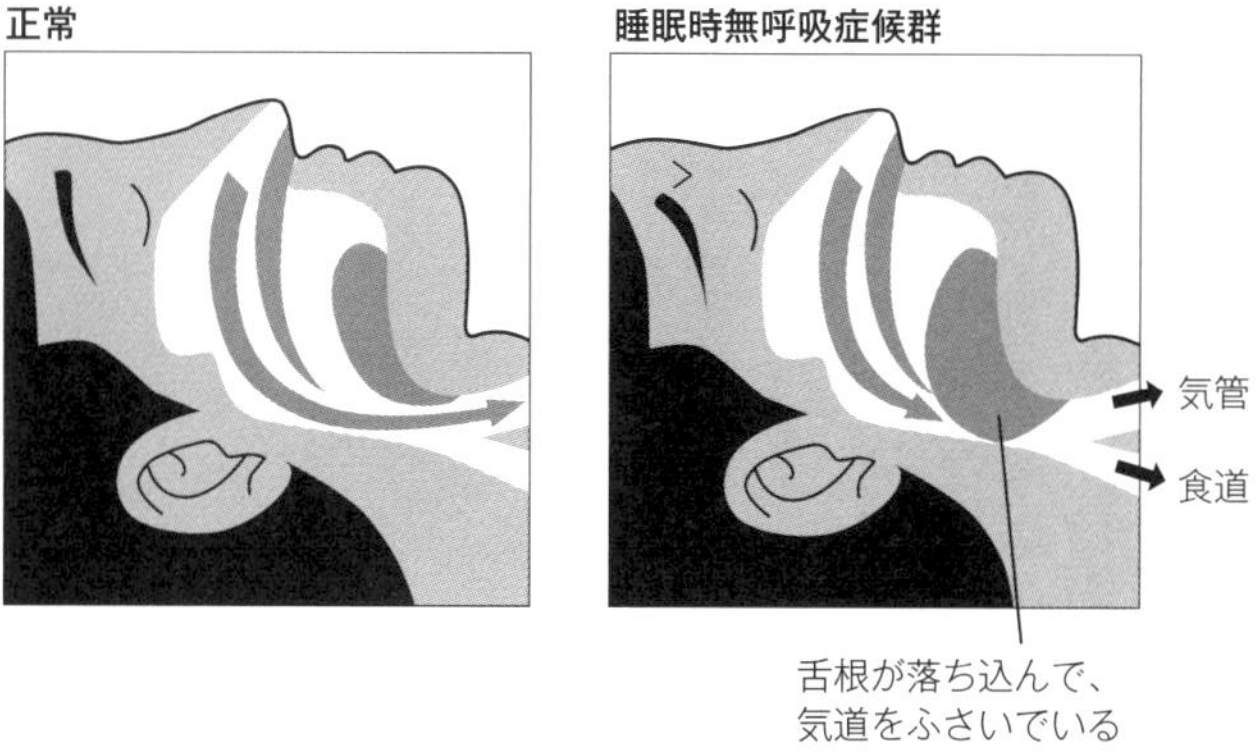

ウソ 毎日4時間睡眠でも健康は維持できる!? 短時間睡眠実験

睡眠時間が短いと病気の回復が遅くなる

英国のマーガレット・サッチャー元首相が4時間しか眠らなかったことは、よく知られています。ビジネスなどの成功者の話でも、短時間睡眠のエピソードは珍しくありません。そこで、人は短時間睡眠でも健康を維持できるのか、実際に試してみようと4時間という睡眠時間に挑戦することにしました。

毎日夜の12時に寝て、朝方の4時に起きるのですが、始めたのがタイミングの悪いことに12月からでした。そのため、起きると外はまだ真っ暗です。散歩に行くには早過ぎるので、家の中で体操をしたり、静かに本を読み、明るくなりかけてきたら外に出て、毎日朝日を拝んだりしていました。

4時間しか寝ないでいると、日中はたびたび睡魔に襲われます。そういうときはカフェインを飲むなど眠気との闘いで、時間があれば「ちょっとここで15分ほど仮眠を取ろう」と、そんなことばかり考えて生活していました。

しかも、睡眠時間が短いと脈拍が十分に下がり切らないのです。実験を始めるまでは、45〜48くらいで推移していた最低心拍数が、４時間睡眠の間はずっと52〜55と高い状態でした。脈拍が下がり切らないと心臓にも負担がかかるので、危機感を覚えました。

予防注射を３回も接種したにもかかわらず、インフルエンザにかかってしまい、免疫力も低下していたと思われます。しかも、その症状はかなり重度なものでした。いろいろな病気をしましたが、あれほどつらかった経験はありません。私は我慢強いほうですが、それでも身の置き場がないほど全身が痛くて苦しかったのです。完治するまでにもかなりの時間を要しました。

睡眠不足は心疾患のリスクを高めて寿命を縮める

やはり十分な睡眠を取らなければ免疫力が低下して、インフルエンザなどの感染症にかかりやすくなります。また、睡眠不足は心臓発作など心臓血管疾患や脳卒中のリスクを高め、寿命が短くなることなどが研究でも報告されています*。

これにより短時間睡眠に限界を感じ、結局4時間睡眠は2カ月ほどで中止にしました。現在は7~8時間の睡眠を確保するようにしています。

しかし、短時間睡眠を試して良かったこともありました。私は金縛りの一件から何年も、入眠剤を飲まないと眠れなかったのですが、実験を始めた夜から入眠剤なしで爆睡するようになったのです。これは今でも続いており、実験後は1錠も入眠剤を飲んでいません。

さらに、4時間睡眠の間は夢を見なくなったのです。それくらい深い睡眠に入っていたのだと思います。睡眠時間を確保している現在は、楽しい夢を見ています。


習慣にしよう!

・稀にショートスリーパーの人はいるようですが、ほとんどの場合は短時間睡眠は免疫力を低下させるので十分な睡眠時間を取るようにしましょう。
・質の良い睡眠を確保するために、寝る1時間前にぬるめのお風呂にゆっくり浸かるなどしてリラックスできる環境を整えましょう。

最低心拍数が短時間睡眠で高めに推移したグラフ

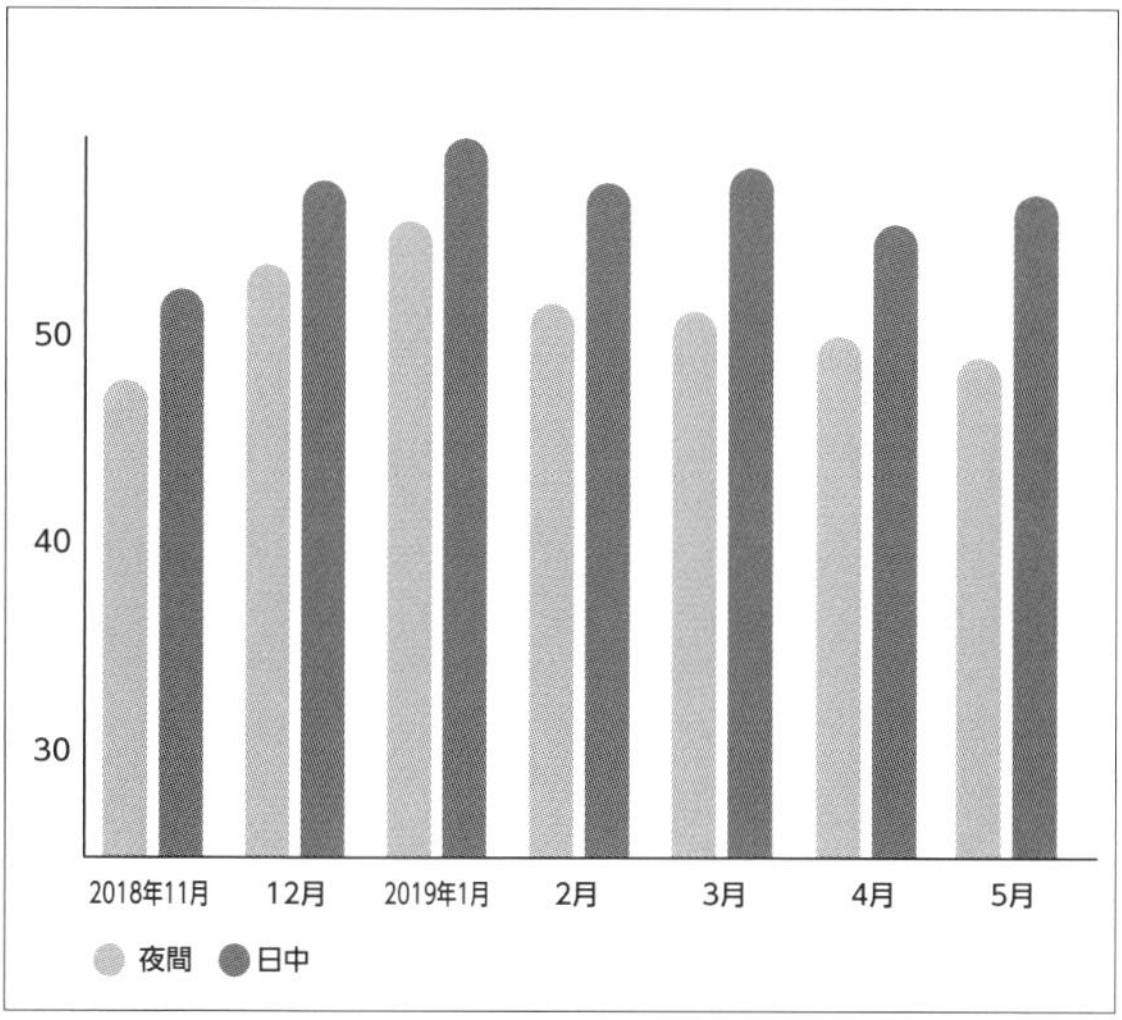

2018年12月から2019年1月の夜間の脈拍が増加している
（短時間睡眠を実行していた期間）

睡眠が足りないと認知症のリスクを高める

私たちの体内には、細胞に栄養を運んだり、細胞から排出された老廃物を運び出し処理するリンパ系があります。脳内にはリンパ系がありませんが、よく似たシステムはあります。

脳と脊髄には「脳脊髄液」と呼ばれる液体が循環しており、脳と脊髄の血管周囲に沿って移動しながら栄養分を分配し、老廃物を取り除いています。

脳内の細胞は、大きく分けて神経細胞とそれ以外の細胞（グリア細胞）があり、グリア細胞はいわば神経細胞の世話役のようなもので、神経細胞に栄養を補給したり脳のバリア機構を支えるなどさまざまな役割を担っています。

通常、脳は神経細胞とその隙間を埋めるグリア細胞、血管などでぎっしりと埋め尽くされていますが、私たちが眠っている間はグリア細胞が縮んで隙間を作り、そこに脳脊髄液が流れ込む排水溝のような役割を果たしています。これが、リンパ系のように脳内の老廃物を効率よく運び出すことから、グリア細胞とリンパ系を合わせて「グリンパティック・システム」と呼ばれています。

そのため、睡眠時間が短かったり睡眠の質が低下したりしていると、アルツハイマー病の原因の一つとされるアミロイドβなど脳内のゴミが排出されずに蓄積するといわれています。したがって、短時間睡眠は認知症のリスクを高めるとも考えられます。

また、グリア細胞は40分以上の有酸素運動で発達することが研究によって明らかにされています。これにより脳脊髄液の流れが良くなり、老廃物の排出がスムーズに行われることで、アミロイドβなどが脳内に溜まるのを予防することができます。

第5章

バーチャル大腸内視鏡検査、
遺伝子解析検査、降圧剤連続服用……etc.
試して分かった！

病気を未然に食い止める
検査と薬のウソ・ホント

直接カメラを入れなくても大腸内を見られる⁉ バーチャル大腸内視鏡検査

ホント

CT画像から3D画像を作成して大腸内を観察

大腸がん検診の第一歩は「便潜血検査」です。いわゆる「検便」のことですが、痔のときにも便に血が混じるため、大腸がんかどうかの判断は難しいのが現状です。

実際に、「ただの痔だから大丈夫」と言い張り、検査を受けない患者さんがいました。しかし、直腸がんの可能性があるため無理やり大腸内視鏡検査を受けていただくと、やはり直腸がんだったのです。しかも進行がんで、内視鏡を入れなくても分かる状態でした。すぐに大学病院を紹介して手術を受け、元気に回復し活躍しています。

私もキウイフルーツで便秘を解消するまでは、たまに痔が出て便に血が混じっていたことがあります。「これは痔だろう」と思いつつ、やはり大腸がんが心配でした。

そこで、以前から興味のあった最新の検査である「バーチャル大腸内視鏡検査」を、良い機会なので試してみようと思ったのです。

大腸内視鏡検査は通常、肛門から内視鏡を入れて腸の中を観察します。大腸の中を直接、しかも拡大して見られるので小さな病変も発見できるうえ、ポリープなどの病変があったときは、その場で組織を採取して顕微鏡検査に回せるのが大きなメリットです。つまり、検査と治療を同時に行えるわけです。

大腸がんを早期に発見するには実に有効な検査ですが、内視鏡を肛門から入れることと、1メートルほどのファイバースコープを大腸に挿入するので、人によっては恥ずかしいとか、苦痛を感じることがあります。特に女性は敬遠しがちで、それが大腸がんの発見を遅らせる一因にもなっています。

これに対してバーチャル大腸内視鏡検査は、肛門から炭酸ガスを注入して大腸を膨らませたあと、内視鏡は使わずに最新のマルチスライスCT撮影をします。これで得られたデータをもとに、あたかも内視鏡を入れたかのようなバーチャル画像を作成し、大腸の中を観察するというものです。

ポリープなどが見つかってもバーチャルなので取れない

ただ、画像からはポリープなのか便が残っているのかが判別しにくいことがあり、ポリープだったとしてもCT画像のため、その場で取ることはできません。結局、大腸内視鏡検査を行うことになるので、病変が見つかった場合は二度手間になってしまいます。

しかし、体験してみると非常にラクなうえ、出てきた画像のリアルさに驚きました。なにより、便潜血では痔と区別できませんが、バーチャルとはいえCT撮影しているので痔とはっきり区別ができ、進行がんになると、ほぼ判断がつくとされています。

また、開腹手術をした経験のある人は、腸が癒着していることが多いため、大腸内視鏡検査を受けるとファイバーが通りにくく、苦痛を感じる人が少なくありません。こういう人にも、苦痛のないバーチャル大腸内視鏡検査はお勧めです。

習慣にしよう!

・いきなり大腸内視鏡検査を受けることに抵抗のある人や痔で便潜血検査に引っ掛かった人は、バーチャル大腸内視鏡検査を試してみるとよいでしょう。大腸がんと見極めるのには効果的です。

バーチャル大腸内視鏡の画像

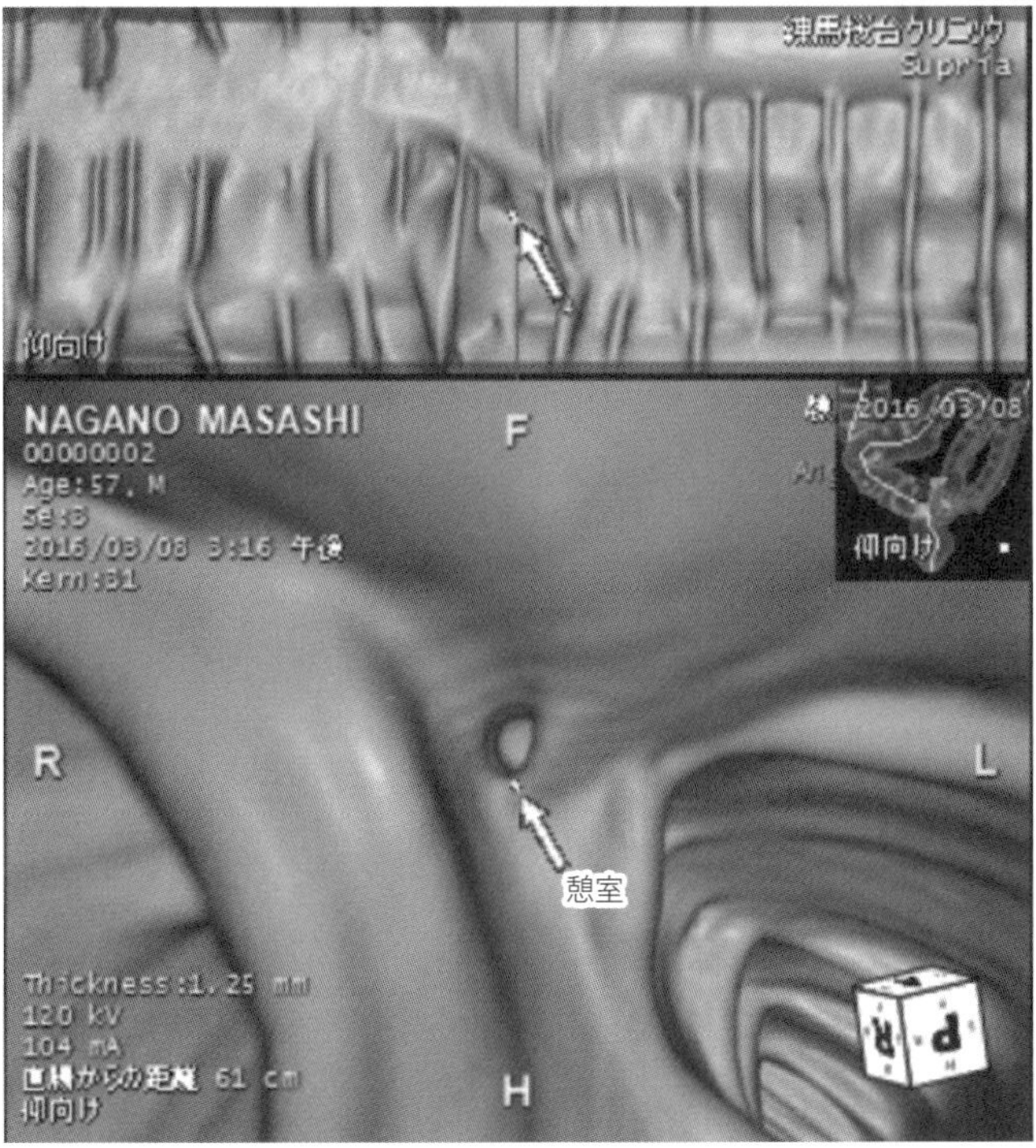

憩室（大腸壁にできた袋）があることがよく分かる

ピロリ菌を除去したら胃がんのリスクはなくなる⁉
尿素呼気検査

ウソ

除去しても再びピロリ菌に感染する可能性はある

胃潰瘍や胃炎、胃がんの原因の多くは、胃の粘膜に生息しているヘリコバクター・ピロリ菌とされています。しかし、ピロリ菌は特殊な菌ではなく、私たちの身の周りに存在しているありふれた菌なのです。

昔は井戸水を使用していた家庭が多く、井戸水にピロリ菌が生息していたため、その水を日常的に飲んでいた私の年齢（61歳）より上の人たちは、ピロリ菌に感染している可能性が高いといわれています。

通常、細菌などは強い酸性の胃の中では生きていけません。ところがピロリ菌は、ウレアーゼという酵素を出して胃の中の尿素を分解し、アルカリ性のアンモニアを作り出すことで自分の周囲を中和させて生き延びています。

ピロリ菌が尿素を分解する際、アンモニアと同時に二酸化炭素も作られ、これらは速やかに吸収されて血液から肺に送られ、呼気として排出されます。この原理を利用して、ピロリ菌の有無を調べる検査が「尿素呼気検査」です。

まず、患者さんは検査薬（13Ｃ‐尿素）を服用します。ピロリ菌に感染している場合は、尿素が分解されるので呼気からは13ＣＯ$_2$が多く検出されます。一方、ピロリ菌に感染していない場合は、尿素は分解されないので13ＣＯ$_2$の呼気は排出されません。こうして、呼気を調べればピロリ菌がいるかどうかが分かる仕組みです。

健康には気を配っている私ですが、時々胃の調子が悪くなるので気になっていました。そこで、考えられるのはピロリ菌と思い、すぐに尿素呼気検査を受けました。

すると、ピロリ菌が発見されたのです。すぐに除菌したあと、ピロリ菌がいないことを確認しました。ところが、数年後にまた胃の調子が悪くなったため、再び検査をすると、またもやピロリ菌が見つかったのです。ピロリ菌はありふれた菌なので、一度除去しても、再び感染する可能性があります。

ピロリ菌を除去すると逆流性食道炎のリスクが高まる

このように、ピロリ菌が見つかった人は、多くの場合で除去したから「もういない」と安心していますが、一度で終わるとは限りません。井戸水を飲んでいなくても、ありふれた菌なので野菜や果物などにピロリ菌が付着していることがあり、よく洗わずに食べてしまうなど、日常生活で感染するリスクは誰にでもあるのです。

私の場合も、何が原因かは分かりませんが、また感染してしまいました。すぐに除菌して、ピロリ菌がいないことは確認しましたが、この先も感染する可能性はゼロではないだけに油断できないと痛感しました。

また、一般には知られていませんが、ピロリ菌を除去すると逆流性食道炎の罹患率が上がるといわれているのです。なぜなら、ピロリ菌がいなくなることで胃酸の分泌が良くなるために、胃酸が増えて逆流するリスクが高まるからです。

胃酸が分泌されるのは胃の働きが活発になった証拠なので、本来なら良いことです。しかし実際には、逆流性食道になりやすいというわけです。

これは、食事に問題があるのだと、私は考えています。

本来、タンパク質の消化には胃酸が必要ですが、炭水化物の消化には胃酸は必要ありません。しかし、ご飯をたくさん食べるなど炭水化物が主体で、タンパク質のおかずが少ない食事をしていると、胃酸が余ってしまうのです。その結果、余った胃酸が逆流してしまい、逆流性食道炎を招きます。

したがって、ケトン食のように炭水化物を減らしてタンパク質の多い食事に変えれば、逆流性食道炎は防げ、飲み続けている治療薬の服用も必要なくなります。

習慣にしよう！

- 胃の調子が悪いときはピロリ菌検査を受けてみましょう。
- 野菜や果物を食べるときは、よく洗ってピロリ菌の感染リスクを減らしましょう。
- ピロリ菌を除去した数年後に、胃の調子が悪いときは再度検査をしましょう。

ホント

ウイルス感染で発症する白血病がある!?
HTLV-1ウイルス抗体検査

母乳と輸血で感染する成人T細胞白血病

一般にはあまり知られていませんが、血液のがんといわれる白血病の中には、ウイルス感染が原因のものがあります。

私の出身地である九州エリアは、成人T細胞白血病（ATL）の原因ウイルス（HTLV-1）に感染する頻度が高く、福岡県ではキャリア（ウイルスを所持していながらも発症していない人）が8％にも達する※という調査があります。このうち、成人になって5～8％の人が難治性のATLを発症して死に至っています。

年間の患者数が500～700人程度ということもあって研究する人は少なく、いまだに有効な治療法が見つかっていないのが現状です。そのため、厚生労働省ではキャリアが発生しないように対策※を立て、感染予防に努めています。

ATLのウイルスは、ほとんどの場合で母乳と輸血によって感染しています。私の場合は、〝おっぱい小僧〟で乳離れがなかなかできず、母乳を吸い続けていたことで母から感染したキャリアです。それを知ったのは、35歳のときでした。

私が医大を卒業した1985年頃は、まだATLに関する認識が医学界でも甘かったため、キャリアが献血をしていた可能性もありました。日本赤十字社が献血で得た血液をすべてチェックするようになり、ATLのウイルスに感染した血液がはじかれるようになったのは、翌年の1986年からです。その後、抗体検査で感染を調べられるようになり、九州出身ということもあって受けた血液検査で、キャリアであることが判明したのです。

そのときは、5～8％の低さとはいっても、発症したらほとんどの場合で死亡する病気ですから当然、エイズウイルスに感染したと言われたのと同じくらいのショックを受けたのを覚えています。

ところが2019年の5月、91歳になる母の血液検査を行った際、母子感染であることを確認しようと思い立ち、私も25年ぶりに抗体検査を行うと、ウイルス抗体もウイルスDNAも陰性化していたことが判明したのです。これは間違いだと思って再検査をしましたが、やはり陰性という結果。もちろん母は陽性でしたが発症はしていません。なぜキャリアであり、抗体反応も陽性だった私が陰性になったのでしょう。

3年間ビタミンCを服用していたら白血病ウイルスが消えた!?

この10年ほど、私は健康に関するさまざまな実験や検査を繰り返してきました。その一環として、がんを抑制する効果があるといわれている高濃度ビタミンC点滴療法にも興味があり、経口摂取でも同じ効果を得られるのかを試してみたいと思っていました。しかし、がんではない私の体では実験になりません。

それでも、免疫力が高まるなど何らかの健康効果は得られるのではないかと考え、子どもの頃を思い出して検証するためにこの3年間、ビタミンCを大量に飲み続けてきたのです。最初は1日2～6g、その後は10～15gに増量して飲んでいました。厚生労働省が推奨しているビタミンCの摂取量は、私の年齢で1日100mgですから、かなり多いといえます。

ビタミンCは体に必要な量だけが取り込まれ、残りは排泄される性質のため、血液中の濃度を測って確認することは難しいのです。それでも、おそらく免疫機能を活性化してA

TLのウイルスを消すことにつながったのではないか、と私は考えています。

この話をすると、ほとんどの人が驚きはするものの、自分には関係がないという反応を示します。けれども、例えば九州出身のキャリアの母親が東京で暮らしていて、知り合った東京の男性と結婚していたら、生まれた子どもはキャリアかもしれないのです。

しかも、九州エリアで生まれ育ったキャリアの場合は、陽性率は高いですがウイルスに対する耐性ができているらしく、発症率は比較的低くて安全とされています。つまり、キャリアのままで終えるケースが多いのです。これに対して出身地が九州エリア以外の男性との間に生まれてキャリアになった場合は、耐性がないために発症しやすいと考えられています。

習慣にしよう！

・ATLのウイルスの発症率は低くても「陽性」は危険です。キャリアの母親の母乳で育った人は、念のため一度調べてみると良いでしょう。

少量の血液でがんの有無が分かる⁉ マイクロアレイ血液検査

ホント

日本で開発された世界初のがんをターゲットにした血液検査

がんはいうまでもなく日本人の死因の第1位です。がんの中でも特に日本人に多いのは、大腸がん、胃がん、肺がん、男性では前立腺がん、女性では乳がんと子宮がんです。したがって、少なくとも日本人に多く発生しているがんについては定期的に検診を受けることが望ましいといえます。しかし、現実にはそれぞれの検査を受けるとなると、時間的にも身体的にも負担が大きくなって大変です。

そこで、近年開発されたのが、少量の血液から一度に数種類のがんの有無を調べられる「マイクロアレイ血液検査」です。

この検査は、がんに対する体の反応を遺伝子レベルで測定するもので、金沢大学大学院医学部が開発した世界でも注目されている最新の技術によるものです。

がん細胞が発生すると、体内では免疫細胞が働いて排除しようとしますが、免疫細胞が活動するときにはｍＲＮＡという遺伝物質が作られます。遺伝物質は数万種類見つかっており、そのうち数千種類はがん細胞があるときに特定のパターンで発現することが明らかになっています。つまり、がん細胞特有のｍＲＮＡが発現するので、これを利用して血液からｍＲＮＡを抽出し、反応パターンからがんの有無を判定することができるのです。

２０２０年1月現在、対象となっているのは胃がん、大腸がん、膵臓がん、胆道がんの4種類ですが、がんの有無についての感度・特異度は90％を超えており、高い精度で判別できるといわれています。

近い将来13種類のがんを一度に判定できるようになる

私がマイクロアレイ血液検査を受けたのは、膵臓がんの有無が分かるからでした。膵臓がんは本当に発見が難しく、大学病院で半年前にＣＴ検査を受けても見つからなかった人がいました。しかも、進行が早く、半年後に見つかったときには、進行がんで手の施しようがない状態でした。

このようなこともあって検査をしたいと思ったのです。その結果、4種類ともにがんは見つかりませんでした。

一般には血液を使ったがん検査というと、腫瘍マーカーが知られています。これは、がん細胞が作り出すタンパク質などを測定することで、がんの有無を診断します。前立腺がんの指標となっているPSAの検査は有効ですが、ほかのがんに関しては腫瘍マーカー単独でがんを診断するのは難しいとされています。そのため、がん診断の補助的な検査や治療後の経過観察の検査として使用されているのが現状です。

それを考えると、血液検査でがんの有無を調べられるのは画期的なことです。実は、国立がんセンターでも開発が進められており、こちらは肺がん、乳がんや卵巣がんなど13種類のがんを一度に判定できるとして期待が高まっています。

習慣にしよう！

・膵臓がんが心配な人、忙しい人や家族にがん患者がいる人は血液検査を活用してみましょう。今は費用も高く、消化器がんの4種類ですが血液検査のみで済みます。

コラム

血液検査でいろいろなことが分かる理由

血液の色は赤いはずなのに、採血した血液が黒っぽく見えるのはどうしてでしょう？

そもそも血液が赤いのは、ヘモグロビンという鉄を主成分とした色素を赤血球が含んでいるからです。ヘモグロビンは酸素と結びつくとより鮮やかな赤色になり、酸素を放出すると黒っぽくなる特徴があります。したがって、全身の組織に酸素が豊富な血液を届けている動脈血は赤く、組織に酸素を運び終えて心臓に戻る途中の静脈血は黒っぽいのです。

つまり、採血では静脈血を採っているわけです。その理由は、全身の臓器を回って不要な老廃物や二酸化炭素を回収している静脈血には、各臓器のさまざまな情報が詰まっているからです。そのため、静脈血を調べることで、全身の臓器の健康状態を知る手がかりになるのです。

遺伝子解析で自分の病気の発症傾向が分かる⁉
遺伝子解析検査実験

ホント

2ccの唾液で300以上の項目がわかる

人間の設計図といわれる遺伝子には、体に関するさまざまな情報が詰まっています。ですから遺伝子を解析することで、例えば太りやすいなど体質的なことや、がん・高血圧・糖尿病といった病気の発症リスク、また運動能力から先祖のルーツまでも知ることができます。

このような生まれ持った遺伝的な体質や、将来のリスク傾向を知ることは、自分の弱い部分を知ることでもあります。これによって弱いところを強化したり、今から悪くならないように予防したりするといった対策を講じれば、将来のリスクを軽減させることも可能です。

110歳まで元気に生きる予定の私としては、自分の体質や病気のリスクをきちんと把握しておく必要があります。そこで、「遺伝子解析検査」を受けてみました。

検査は実に簡単です。検査会社から送られてきた検査キットを使い、自分の唾液を２ccほど採取して送り返すだけ。すると、後日３００以上にも上る項目の結果が届きます。

それによると、私は高血圧・糖尿病・脂質異常症のリスクが高いという結果でした。実際にメタボの時期もあるし、両親も血糖値やコレステロール値が高いので、検査をするまでもなく、結果は想像がついていました。「やっぱり」という結果でしたが、検査も手軽に遺伝子レベルで受けられる時代が来たことに驚きました。

意外だったのは、がんのリスクが低かったことです。父が前立腺がんになり、これはホルモン療法でコントロールできていましたが、最後は肺がんで命を落としています。父の場合は50歳まで喫煙していたので、これもリスクを高める要因になったと思いますが、私もがん体質の可能性があったのです。

遺伝的にはリスクが低くても不摂生をすればリスクを高める

遺伝的にはリスクが高くても必ず発症するわけではなく、かといってリスクが低いから安心ともいえません。父の喫煙のように、病気や体質には生活習慣など環境的要因も大きく影響しているからです。

例えば、私の検査結果では命の回数券といわれる「テロメア」が長いことも分かりました。テロメアは染色体の端にあり、細胞分裂を繰り返すたびに短くなっていくことから、老化と深い関係があると考えられています。つまり、健康長寿のカギとされるので、テロメアが長いと長生きできることになります。しかし、いくらテロメアが長くても、何の努力もせずに不摂生を続けていれば、やがて生活習慣病を引き起こし、本来はリスクの低いはずの脳卒中や心筋梗塞で寿命を縮める結果を招く可能性もあります。

検査結果を参考にして生活習慣の改善や予防の努力することで、リスクを減らして発病の確率を低くしていけばよいのです。


習慣にしよう!

・肝臓がんのリスクが高い人は飲酒を控える、生活習慣病のリスクが高い人は食べ過ぎに注意して規則正しい生活を送るなど、自分の弱い部分を知って生活習慣を見直しましょう。発病を防いで健康維持につながります。
・子どもの場合は将来の適性を知って能力を伸ばしてあげる材料として使いましょう。運動能力、学習、感性などが分かるので、参考になります。

遺伝子解析検査の結果

がんのリスク	危険倍率
食道扁平上皮がん	1.2
甲状腺がん	0.92
腎がん	1.01
大腸がん	1.12
膵臓がん	0.82
前立腺がん	0.77
胆嚢がん	0.6
肺がん	1.05

遺伝子検査の結果

<table>
<tr><th>体質</th><th>遺伝子名</th><th>遺伝子型</th><th>危険度</th><th>結果解釈</th></tr>
<tr><td rowspan="2">２型糖尿病</td><td>SORBS1</td><td>TT</td><td>1.50</td><td rowspan="2">ややなりやすい傾向</td></tr>
<tr><td>IGF2BP2</td><td>GG</td><td>1.00</td></tr>
<tr><td>動脈硬化</td><td>MTHFR</td><td>AG</td><td colspan="2">ややなりやすい傾向</td></tr>
<tr><td>脂質異常症</td><td>APOC1</td><td>GG</td><td colspan="2">ややなりやすい傾向</td></tr>
<tr><td rowspan="2">LDL
コレステロール</td><td>LDLR</td><td>GG</td><td colspan="2" rowspan="2">高い傾向</td></tr>
<tr><td>CELSR2</td><td>TT</td></tr>
<tr><td rowspan="4">血圧</td><td>NT5C2</td><td>TT</td><td colspan="2" rowspan="4">高い傾向</td></tr>
<tr><td>MTHFR</td><td>AA</td></tr>
<tr><td>HECCD4</td><td>AT</td></tr>
<tr><td>ATP2B1</td><td>AA</td></tr>
<tr><td>心筋梗塞</td><td>CDKN2BAS</td><td>AG</td><td>1.28</td><td>ややなりやすい傾向</td></tr>
<tr><td>脳梗塞</td><td>CYBA</td><td>GG</td><td>1.00</td><td>標準</td></tr>
<tr><td>体重</td><td>ABCC11</td><td>GG</td><td colspan="2">やや重い傾向</td></tr>
<tr><td>アルコール代謝</td><td>ALDH2</td><td>AG</td><td colspan="2">ほとんど代謝できない</td></tr>
</table>

先祖：Gグループ、長距離系のアスリートに多い

心電図で異常がなければ心臓は正常!?
冠動脈造影検査

ウソ

マラソンを安全に走るために冠動脈の状態を知っておく

今は生活習慣を改善して健康になった人でも、以前にメタボだった経験のある人は、すでに冠動脈に硬化が起こっていてもおかしくありません。冠動脈は心臓を養う血管のため、ここに動脈硬化が起こっていると血管が狭くなって血流が悪くなり、狭心症や心筋梗塞のリスクが高まります。

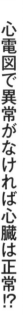

ですから私も動脈硬化になっている可能性があり、マラソンの途中で倒れる危険があったのでビクビクしながら走っていたところがありました。一応、初レースに出場する前には「血管内皮機能検査」を受けており、結果が良かったので大丈夫とは思っていましたが、ラストスパートをかけたときには不安でした。

動脈硬化のある状態でマラソンをすると、水分を摂っていても脱水状態になるので血液はドロドロして血栓ができ、血管が詰まる危険があります。それがレース中の場合、ラストスパートをかけると心拍数が上がり、血液の排出量も増えるので血圧が上昇します。そうなると血管が破綻するため、それを修復するために集まってきた血小板によって血栓が作られた結果、急性心筋梗塞を起こすのです。

実際に、ハーフマラソンでは19～20km地点で倒れる人が多く、主催者も「ラストスパートをかけ過ぎないように」と注意を呼び掛け、大会によっては救急車を待機させているところもあります。このような場面を目にすると、余計に〝明日は我が身〟という心境で不安は倍増です。そこで、４年経ってようやく「冠動脈造影検査」を受けたのです。

冠動脈も３Dで検査できるようになった

心臓の検査というと、健康診断で用いられる心電図が一般的です。しかし、心臓に異常があるかどうかは血流が増したときに分かるので、安静にした状態で測る心電図では異常を見つけることは困難といわざるを得ません。ですから動脈硬化のリスク因子のある人は、冠動脈造影検査を受けておくと安心でしょう。

以前は、鼠径部から動脈に直接カテーテルを入れて心臓まで通し、冠動脈の状態を観察する方法が主流でした。これでは出血や感染症などの合併症を起こすことがありました。しかし現在は、バーチャル大腸内視鏡検査で紹介したように、冠動脈の場合も造影剤を点滴しながらＣＴ撮影を行い、そのデータを３Ｄ画像に組み立てる「３Ｄ‐ＣＴ検査」が登場しています。これなら患者さんの身体的負担も少なく、体を傷つけないので合併症のリスクもなくなります。

まさに最新の検査ですから、私も興味津々で専門病院を訪れました。私のクリニックでは対応できないので、患者として大病院を受診することにしたのです。

こうして冠動脈の検査を受けた結果、異常なしというお墨付きをいただきました。それ以来、マラソンも安心して走れるようになったのです。

習慣にしよう！

・ランナーだけではなく、一般の人でも歩くのが速い人、小走りをすると息切れをしたり胸が締めつけられるようになる人、生活習慣病の人、以前メタボだった人は、特に心疾患のリスクが高いです。一度冠動脈造影検査を受けてみましょう。

冠動脈ＣＴ検査の３Ｄ画像

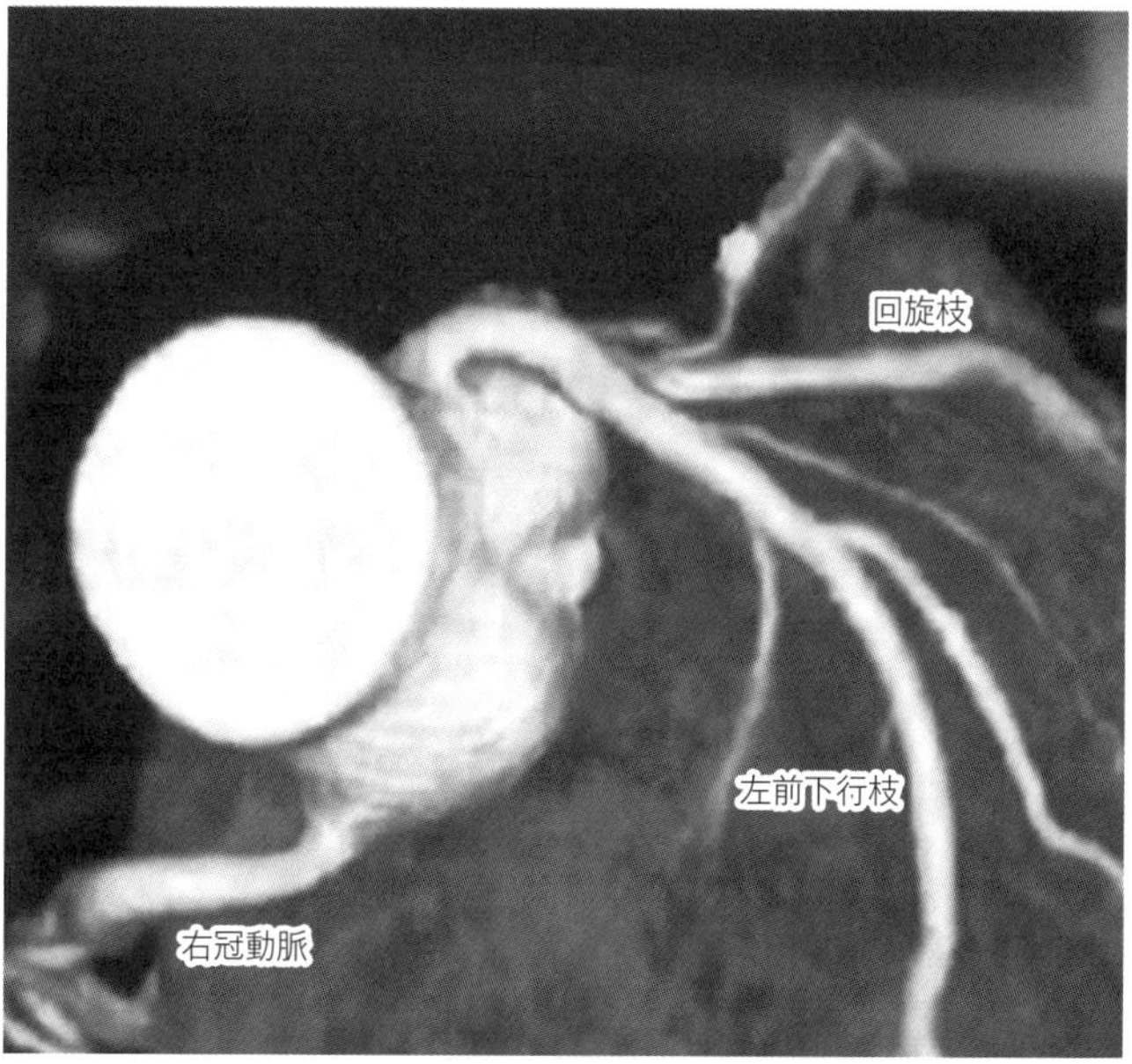

拡大像

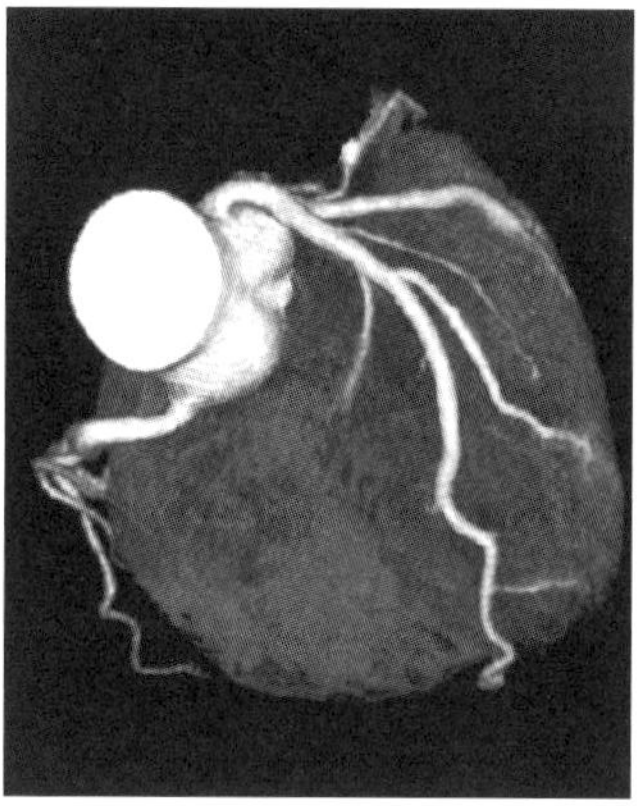

全体像

自分の内臓脂肪が一目でわかる検査がある!? ファットスキャン体験

ホント

内臓脂肪は糖尿病を発症させる危険がある

脂肪には皮下脂肪と内臓脂肪があり、女性には皮下脂肪が多く、男性には内臓脂肪が多い傾向があります。皮下脂肪は体の外からでも分かり、増えると腹部が出てきてつかめるので自覚することができます。これに対して内臓脂肪は、先にも述べた、外からでは分からないうえ、増えるとお腹がパンパンに張るので筋肉と思い込んでいる人がいるように、なかなか自覚することはできません。

どちらが体に悪いかというと、圧倒的に内臓脂肪です。なぜなら、内臓脂肪はインスリン抵抗性を発生させるからです。インスリン抵抗性とは、インスリンに対する感受性が低下し、インスリンの作用を十分に発揮できない状態※をいいます。つまり、血液中のブドウ糖を細胞が取り込めなくなるために、ブドウ糖が血液中に溢れてしまいます。これにより血糖値の高い状態が続き、糖尿病になるのです。

したがって、ダイエットをしてウエストが細くなったとしても、内臓脂肪が残っていると健康になったとはいえないのです。逆に、内臓脂肪が少なく、皮下脂肪が多いだけなら太っていてもあまり問題ありません。例えば、力士は非常に太っていますが、普段から体を鍛えているので意外と内臓脂肪は少なく、ほとんどが皮下脂肪と筋肉なのです。ですから健康的な太り方ともいえます。

一般的には危険な太り方として、内臓脂肪だけが多い隠れ肥満と、皮下脂肪と内臓脂肪の両方が多くて見るからに肥満という二つのタイプがあります。最も厄介なのは、外見からは分からず、本人も気づいていない隠れ肥満です。

腹部を輪切りにして内臓脂肪の付き具合を見る

そこで、どれくらい内臓脂肪が蓄積しているのかを測定できるのが「ファットスキャン」という検査です。これは、おへそのレベルで撮影したＣＴ画像から脂肪組織の面積を測定する方法で、内臓脂肪の面積が１００㎠以上になると内臓脂肪過多と判定されます。

私の場合は、減量をしてマラソンを続けているとはいえ、もともと体質的にも糖尿病になりやすいこともあり、内臓脂肪まで溜まっていたのではリスクを高めてしまいます。

そこで、ファットスキャン検査を受けてみたところ、内臓脂肪は正常の範囲だったのです。しかし、まだ減らせる量の脂肪がついていたため、さらに体を引き締めなければいけないことを視覚的にも確認できました。画像を見ると、頑張って減量しているだけにショックでした。

ファットスキャン検査は、早い時期に私のクリニックでも導入しています。内臓脂肪を推定するのに効果的で、しかも一目瞭然で分かりやすい検査にもかかわらず、希望者はあまりいないのが残念でなりません。

習慣にしよう!

・内臓脂肪は糖尿病を引き起こすだけではなく、高血圧や脂質異常症など、さまざまな病気の要因になります。ですからメタボの人はもちろん、生活習慣病の疑いがある人は、食べ過ぎに注意するとともに、歩数計を持つなど日頃から意識して体を動かし、運動不足にならないような生活習慣をつけましょう。

ファットスキャンによる内臓脂肪の計測写真

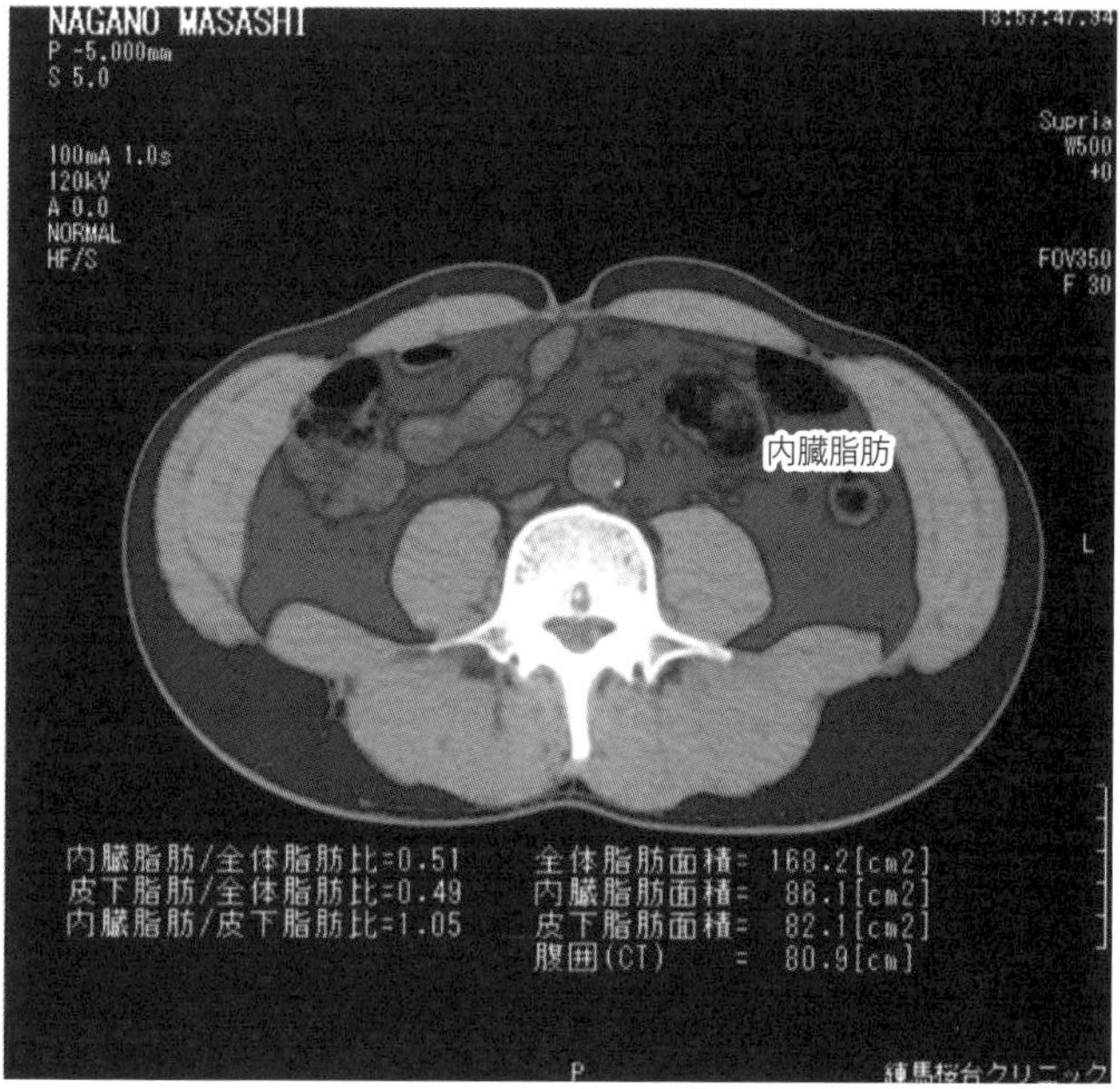

内臓脂肪面積は86.1㎠で、一応正常範囲内であったが、若干まだぽっちゃりとしている

足の血圧は低いほうが良い？
血圧脈波検査

ウソ

足の血圧は腕に比べて高いのが正常

私の専門は腎臓内科で、特に人工透析に力を注いでいます。透析患者さんは足の血管が細くなっている頻度が高いため、閉塞性動脈硬化症といって足の血管が詰まり、血流障害を起こしやすいのです。そのため、フットケアを行うことが重視されています。なぜなら、この病気は心血管疾患（心筋梗塞、狭心症など）や脳血管疾患（脳梗塞など）との合併が多く見られるからです。

そこで、私のクリニックでは脈波を測れる機器を導入し、患者さんの血管の状態を定期的に測定しています。また、この「脈波検査」は血管年齢も分かるので、一般の人も自分の血管の状態を知るのに役立ちます。

検査は仰向けに寝た状態で、左右の上腕と足首に血圧計のカフを巻き、心電図の電極と心音マイクを装着したら、あとは5分程度じっとしていれば測定は終了です。

これは、心臓から出た脈が動脈を波のように伝わっていくスピードを測定するもので、血管壁が硬くなるほど、また厚くなるほど脈波は速く伝わります。波は、硬い材質のものを伝わるときには速く、柔らかい材質のときにはゆっくりと進むので、脈のスピードを知ることで脈の伝わる場所、つまり「動脈の硬さ」を推測することができるのです。

これと同時に、「動脈の詰まり」（ＡＢＩ）も測定できます。一般に腕の血圧に比べ、足の血圧は高い値を示します。ＡＢＩの数値が正常の範囲より低い場合は、足に向かう動脈の内径が狭くなっている疑いがあるので、安心できません。腕だけでなく、足の血圧を測ることも大事なのです。

血管年齢が20歳若いだけでは喜べない

脈波検査で「血管年齢」も算出されるので、私も定期的に受けていますが、結果は今のところ40代をキープしています。現在61歳ですから、血管は20歳ほど若いことになります。通常なら「すごい！」と喜ぶべきことですが、１１０歳まで生きるとなると、私の計算では50～60歳の血管年齢を80歳まで維持しなければなりません。そして、110歳のときに血管年齢が85歳くらいで寿命になるわけです。

したがって、50歳を過ぎた頃の血管年齢が、実年齢より低くないと長生きは難しくなります。通常は50歳から35年くらい生きて平均寿命の85歳を迎えますが、ここからさらに生きるには、50歳あたりから老化のスピードを半分にしなければなりません。ですから50歳くらいが、長生きできるかどうかの分かれ目になると私は考えています。

30代くらいで血圧や血糖値、コレステロール値が高い人は、動脈硬化の危険があり、血管年齢も高い可能性があります。きちんとコントロールしておかないと、さらに老化が加速することとなります。

習慣にしよう!

・50歳以降の人は自分の血管年齢を知り、リスク因子を取り除いて健康寿命を延ばす生活習慣を続けましょう。50代で血管年齢が高いと老化が進んでいるばかりか、動脈硬化の可能性もあり、寿命を縮めることになります。

脈波検査

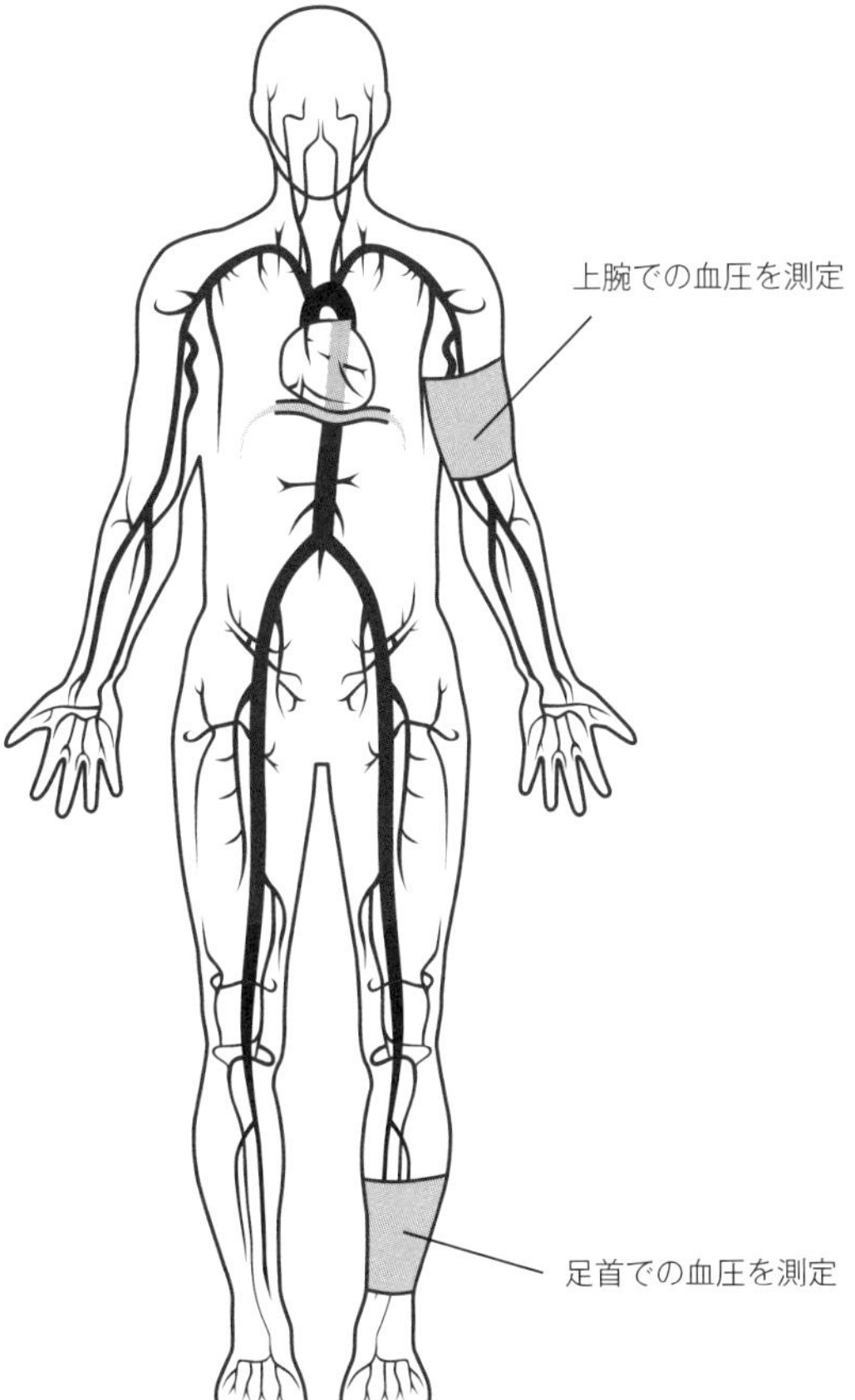

足関節上腕血圧比（ABI）を計算し、正常では足首の血圧が少し高値となるが、この比率が0.9以下の場合には動脈硬化が疑われる

ウソ

動脈硬化予防の目安はコレステロール値70!?悪玉コレステロール退治実験

薬＋運動を習慣化するとコレステロールはさらに下がる

脂質の一種であるコレステロールは何かと悪者扱いされがちですが、これ自体は細胞膜・各種ホルモン・胆汁酸を作る材料となり、体に必要な物質です。しかし、体内に増え過ぎると生活習慣病を招く恐れがあるので注意しなければなりません。

コレステロールは、ＨＤＬコレステロールとＬＤＬコレステロールなどに分類されます。ＨＤＬコレステロールは、血管内の余分なコレステロールを肝臓に運び、動脈硬化を予防することで知られています。ＬＤＬコレステロールは、肝臓から血管や組織にコレステロールを運ぶ働きをしています。このＬＤＬコレステロールが増え過ぎ、血管壁に沈着して酸化すると血管が狭くなったり、詰まって切れやすくなったりします。そのため、ＬＤＬコレステロールは悪玉コレステロール、ＨＤＬコレステロールは善玉コレステロールと呼ばれています。

私の場合は、メタボになる前から悪玉コレステロール値が高く、１７０mg／dlを超えていました。この数値がずっと続いていたため、薬を服用するようになりました。これによって１４０くらいにまで下がりました。その後、ダイエットに成功すると、薬も服用して１２０〜１３０に下がりましたが、これでもまだ高めです。

そこで、実験オタクの本領を発揮し、ケトン食にしたり、オメガ３などを摂りながらマラソンを始めたりすると、80〜１００まで下がったのです。この数値を現在に至るまで維持し続けていますが、薬を飲まないと１２０くらいまで上がってしまいます。

この経験から、薬を服用しつつ痩せるだけでも数値は下がりますが、運動を加えるとさらに下がるので、両方を実践することが重要と感じています。

コレステロール値70というのは心筋梗塞の再発予防

コレステロール値を下げるためには、スタチン系の薬を服用するのが最も有効とされています。私も当初はこの薬を服用していました。ところが、前にも述べたように副作用で足がつったり、車の運転中に突然、肋間筋《ろっかんきん》がつって運転ができなくなったりしたのです。そこで別の薬に変えてからは、筋肉がつらなくなりました。

しかし、医者の間では〝スタチン系ありき〟の風潮があり、ほかの薬では目標の数値まで下がらないとされています。日本循環器学会によるガイドラインでは、心筋梗塞を起こした人が再発を予防するには70まで下げなければいけないとされています。これに対して米国では、発症したときの半分の数値にするとされています。つまり、200で発症した人は100まで下げるということです。それくらい下げなければ薬は効かないというわけです。

しかし、これらは心筋梗塞の再発予防であり、私のようにまだ発症していない人はどこまで下げればよいのか、という答えは出ていないのです。私は、自分の経験から動脈硬化の予防であれば100くらいが目安と考えています。また、スタチン系の薬でなくても、生活習慣を改善することでコントロールできます。

LDLコレステロール値の推移（９年間のグラフ）

LDL コレステロール値の測定結果	
測定日	mg/dl
2011年　3月11日	137
2014年　4月11日	106
2016年　8月29日	98
2018年　7月26日	99
2019年　9月25日	90
2019年12月11日	83

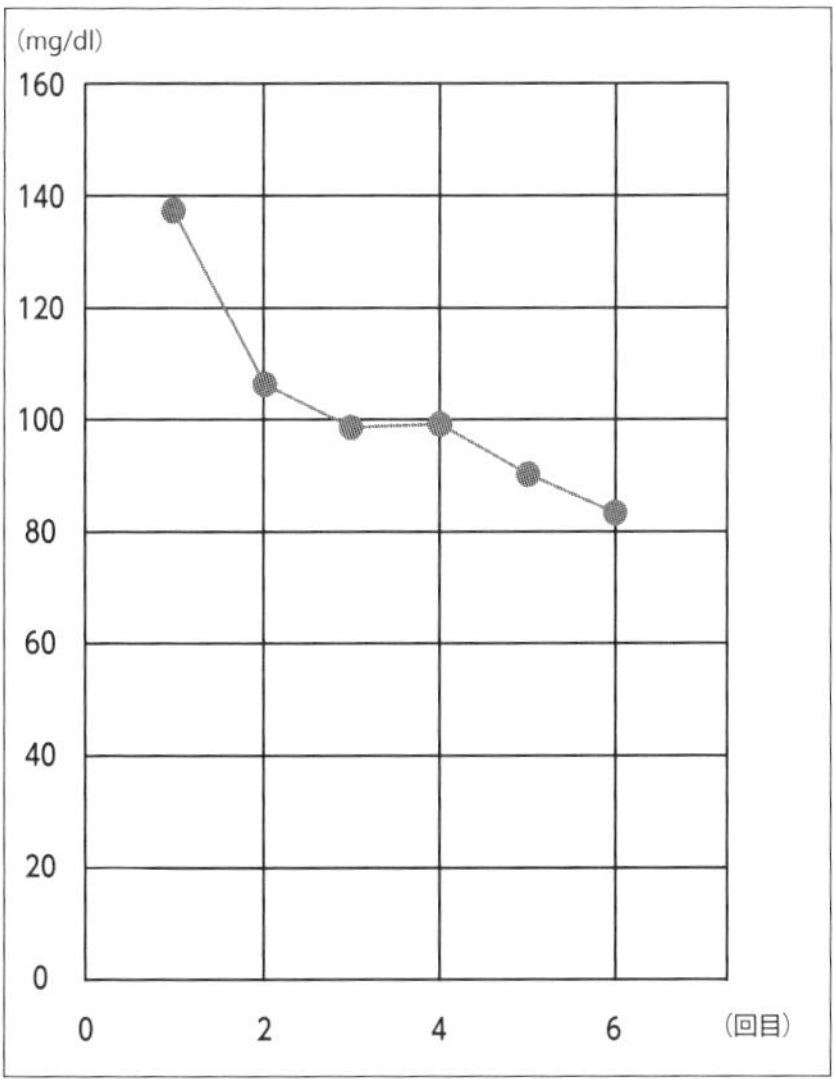

習慣にしよう！

・コレステロールの薬は服用を続けましょう。高コレステロール値が正常の範囲に落ち着くと、ほとんどの人が薬を飲まなくても良いと考えがちですが、薬を飲んだうえで生活習慣を改善することでコレステロール値も下がりやすくなります。

糖を排泄する薬で血糖値をコントロールできる⁉
糖排泄剤（SGLT2阻害剤）の内服実験

ウソ

腎臓での糖の再吸収を抑えることで腎臓の負担を軽減できる

糖尿病になると、尿の中に糖が出るようになります。これが病名の由来ですが、本来は腎臓で血液を濾過したあと、体に必要な成分は再吸収されるので、尿に糖が出ることはありません。しかし、それにも限界があり、多過ぎると処理しきれずに尿に糖が出てしまいます。

2型糖尿病の治療薬として新しく登場した「糖排泄剤（SGLT2阻害剤）」は、腎臓で糖を再吸収するのを強制的に抑え、尿に排泄する薬です。これによって血液中のブドウ糖を減らし、血糖値の上昇を抑えようというわけです。

薬こそ服用していませんが、私も血糖値が高めなので早速この薬を試してみました。すると、血糖値にはほとんど変化はありませんでした。

血糖値こそたいして下がりませんが、糖を再吸収せずに捨てるので腎臓の仕事は減り、結果として腎機能の温存になります。また、腎臓と心臓は深い関係にあり、利尿作用によってナトリウムも排泄されるので、血圧の上昇も抑えられて心臓への負担も軽くなるのです。心不全や腎不全のリスクが減れば、生命予後を延ばすことにもつながります。そう考えると、糖尿病の人には効果的な薬といえます。

ちなみに、糖排泄剤には若干の利尿作用もあるので体液量が減ります。これによって私を含めて服用した患者さんは、1カ月で2〜3kgほど痩せるという減量効果を得ました。けれども、これは体の水分が減るだけなので、サウナに入ったようなものです。食生活を変えなければ、その後は体重が減ることはありません。

習慣にしよう！

・血糖値を下げるには、糖質制限など食生活の改善や運動を習慣にしましょう。糖排泄薬は糖尿病の人が服用するには良いですが、正常の人の血糖値を下げる効果はそれほどありません。

第6章

健康長寿へのモチベーションを保ち続けて、本気で１１０歳を目指そう

学ぶことを諦めたときから脳の老化は始まる

ここまで、110歳まで生きるための健康知識をさまざまな角度からご紹介してきました。
ただし、本当に110歳まで生きるつもりでいるなら、そのための強いモチベーションと110歳までの人生設計をして実行に移す努力も必要になります。この章では、こうした110歳まで生きるための心の持ちようを、私が実践していることも交えてご紹介します。

多くの人が「一定の年齢を超えたら脳は衰える一方。だから高齢になると記憶力が衰えて物の名前が出てこない」と考えており、「今さら勉強しても仕方がない」と新しいことにチャレンジするのを諦めてしまっています。年齢を重ねるにしたがい、その傾向は強くなるように思われます。

しかし、それは大きな誤解です。脳は鍛えれば、一生成長を続ける※ことが最近の研究で分かっています。

確かに、脳の神経細胞の数は年齢とともに減少しますが、さまざまな経験を積むことで脳の神経細胞同士のネットワークは広がり、密になります。また、使われていない未熟な脳細胞が存在し、これは新しい刺激で発達することが明らかにされています。ですから、このネットワークを強化していくことで、脳はさらに成長できるのです。

そのためには頭を使うこと。つまり、何歳であろうと勉強する、新しいことを始めるなどして脳を刺激し、活性化することが大事なのです。これは、認知症の予防にもつながります。

実際に、知的好奇心の高い人ほど認知機能は保たれ、脳の萎縮が少ないことも分かっています。知的好奇心とは、知りたい、学びたい、達成したいといった気持ちのことで、具体的には勉強や仕事、趣味、ボランティアなどにイキイキと取り組んでいる人ほど、脳は若く保たれているのです。

したがって、いくつになっても好奇心を持ち、学ぶ心を失わなければ脳の働きは活発になるということです。特に記憶力の低下を防ぐには、繰り返し覚えることが大切です。

例えば、よく「本を読んだ」といいますが、その内容を尋ねると曖昧なことが多く、ただ流しているだけで覚えようとしていないので、あとで聞かれても何が書いてあったのか内容を説明できません。つまり、脳に記憶として定着していないのです。

記憶には、すぐに忘れてしまう「短期記憶」と、ずっと覚えている「長期記憶」があります。スーパーマーケットで何を買うのか覚えるような一時的な記憶を短期記憶といい、これは脳の海馬という場所に保存されます。これに対し、自分の住所やメールアドレス、友人の名前など半永久的な記憶を長期記憶といい、これは海馬周辺の記憶の回路をグルグル回っているうちに大脳皮質の連合野で整理され、長期保存されます。

つまり、海馬自身が記憶しているのが短期記憶、これを繰り返し思い出すことで深く記憶にとどめ、大脳に移し終えた記憶が長期記憶ということです。

したがって、ほとんどの記憶は短期記憶になっているということです。ただ、短期であっても何度も体験することや思い出すことで重要度が高まり、長期にわたって記憶できるようになります。

このように記憶は、ただ覚えるのではなく、繰り返し思い出すことで保存し直し、強化されていくものなので、ただ覚えるだけで思い出すことをしていないと神経細胞のネットワークが活性化されず、忘れてしまいます。ですから年齢にかかわらず、諦めたときから記憶力は低下し、脳の老化が始まることになります。

そこで、私がお勧めしているのが、全部を覚えるつもりで何回も繰り返して本を読むことです。そうすると、最初は難しくて理解できないことでも考えるようになるので、徐々に分かるようになります。これによって内容が深く細部にわたって記憶され、神経細胞も活性化して脳の老化予防になるのです。

こうした脳の仕組みから見てみると、考えることが大事なので、得意なことばかりをやっていたのでは脳の特定の場所しか使われないし、脳も慣れているので活性化しません。この状態では、脳の成長に不可欠な神経細胞のネットワークが広がらないので、あえて難しい本を読んでみたり、苦手なこと、不慣れなことに挑戦するとよいでしょう。そうすれば、未発達な脳の場所が刺激され、苦手を克服できるばかりか、新たな能力が開花する可能性もあります。

社会の変化に合わせて価値観を柔軟に変えていく

人は、歳を取ると頭が固く頑固になるといわれます。こだわりを持つのは大事なことと思いますが、そうした融通の利かないところが、ときには視野を狭めて自分を追い詰め、生きにくくしている場合もあります。

歴史を見ても日本の場合は、明治維新で士農工商がなくなり、身分が皆平等になりました。ここで、価値観が大きく変わりました。次は太平洋戦争に負け、それまでの価値観は180度ガラッと変わりました。昨日まで学校の先生が言っていたことは、今日になると真逆となり、教科書は塗りつぶされて真っ黒になるほど価値観が変わっていたといいます。子どもたちも戸惑ったと聞き及んでいます。

このように、社会の変化に伴い、私たちの価値観も意識していないだけで変わってきているのです。昔はまだ使える物を処分したりすると「もったいない」といわれましたが、今は新しいものにどんどん買い替える時代です。コンビニエンスストアにしても、当初は夜の11時に閉まっていましたが、それが当たり前でした。しかし、今では24時間営業が当たり前になっています。社会全体が昼夜を問わず活動するようになったことで、私たちのライフスタイルもそれに対応せざるを得なくなっています。

今後は、経済の成熟化、グローバル競争の加速、ＡＩをはじめとするテクノロジーの急速な発達、それに加えて長寿化などを背景に、近い将来あらゆる業種が変化を迫られることとなり、私たちの価値観も変わらざるを得なくなる可能性があります。

そういう時代の渦中にいる私たちは、世の中の大勢を占める価値観と合致して生きていれば無風状態でいられますが、それに逆らったりズレた価値観で生きようとすると、良い悪いは別にして無理が生じ、息苦しくて非常に生きにくくなるでしょう。

これは、人間も群れで生きているからではないでしょうか。特に日本の場合は、皆同じ、平等と教育されてきたために、他人と違うことを恐れる傾向にあります。

その最たるものが、子どもの運動会です。私の子ども時代は、徒競走で1位、2位と順位がつき、1位になれば喜び、ビリになれば悔しがって来年は頑張ろうと思ったものです。ところが現代は、順位をつけなくなった小学校が多いと聞きます。幼稚園になると、みんなで手をつないで一緒にゴールするといいます。これも社会の流れであり、私の子ども時代とは価値観が変わってきています。

したがって、世の中の流れに乗って生きていくことは、価値観も自然と変わっていくことを意味しています。言い方を変えれば、環境に適応しているので生きやすいともいえます。それが、時代の変化を受け入れず、環境に適応できなくなると生きる基盤が揺らぎ始め、自分を見失うことにもなりかねません。そうなると、「今までの自分の人生は何だったのか」と絶望しかなくなります。これはとても不幸なことです。

そもそも価値観とは、その人の生きてきた経験や学んできたことを根拠として形成されています。ですから歳を重ねるごとに、その価値観は強いものにもなっていくように思います。

つまり、歳を重ねた人の価値観は、あらゆる気持ちや意味を内包しているがゆえに、深みも伴いますが、逆にそれを変化させていくことも難しいものになってきます。その原因は、ある程度のことが分かった気になり、自ら学ぶことをやめてしまうからです。これは前の話ともつながることで、文字通り頭が固いために脳の老化も早めてしまう結果を招きます。

したがって、長生きするためには適応力も必要となります。「もう歳だから」ではなく、「まだまだイケる」と前向きに、社会の変化に合わせて柔軟に価値観も変えていき、自ら学ぶ姿勢で時代の波に乗るほうが、生きやすくなるのではないでしょうか。110年生きるのですから、いろいろな経験をして生きてみるのが楽しいと私は思います。

嫌いなものを受け入れる寛容さも必要

人は慣れ親しんだものに心の安らぎを感じ、好きになる傾向があります。逆に、好きになれなかったり受け付けたりしないのは、日常で接することのないものが多いように思われます。

例えば、音楽でいうとクラッシックは小学校の音楽の授業で、さんざん聴かされていたので抵抗感がありません。歌謡曲も街を歩いていると、どこからか聞こえてくるので耳になじんでおり、自然と受け入れています。

しかし、聴いたことのない音楽を耳にすると違和感を覚えるなど、すぐには受け入れられないものです。もしも心地良いと感じたなら、おそらく記憶にないだけでどこかで聴いていたのだと思います。ですから育った環境が、好きとか嫌いとかを形成する大きな要因になっているのではないかと考えられるのです。

私の場合は、姉がピアノを習っていた関係で、幼い頃から家にはクラッシックが流れていました。ですから今でもクラッシックは好きで、聴いていると心が落ちつきます。けれども、ジャズを聴くとイライラして受け付けないのです。

おかげで、大学生の頃にジャズが好きな彼女に振られてしまったという苦い経験があります。彼女に合わせようと、自分でもジャズを聴いてみたのですが、どうしてもしっくりこなくて、私には合わなかったのです。結局、そこが彼女には不満だったようで、うまくいかなくなってしまいました。

そんなこともあって、自分の苦手なこと、嫌いなことも最初から拒絶するのではなく、とりあえず受け入れ、試してみるようになりました。そうすると、自分の知らない世界を知ることができ、普通なら出会うことのない人と知り会えるなど、楽しいことが多く人生が豊かになったように感じています。

ですから、嫌いとか、自分には合わないと決めつけたり、こだわることを捨ててみるのもよいと思います。

一つのことに強いこだわりのある人には、共通した特徴があります。それは「～すべき」とか「～すべきではない」という言い方をすることです。本来は「そうしたほうがよい」とか「それはしないほうがよい」というところを、「～すべき」と言い切ってしまうのです。言い切るにはそれだけ自信があるわけですが、人それぞれで見方も感じ方も違うので、それを認めないのは自分の世界を狭めてしまいます。この世には絶対ということは少なく、特に医学に絶対はありません。自分のやり方や考え方も絶対正しいとは限らないのです。

こういう人は自分に厳しく、仕事で「今日はここまで」と決めたら、体調が悪くても頑張ってやり遂げたりします。「自分はこうすべき」「こうでなければならない」と決めつけ、自分で型にはめて追い込んでいるように見受けられます。

それが、他人に対しても向けられるため、自分と違うやり方をしていたりするとイライラしてしまうのではないでしょうか。

もっと自由に、自分にも他人にも寛大になると心身がラクになるものです。したがって、「もう年だからそんなことはできない」「いい歳をして恥ずかしい」とか、好きとか嫌いとか、自分で壁を作らないことです。何でも挑戦するつもりで、心をオープンにして受け入れてみることをお勧めします。

特に、嫌いなことや苦手なことを受け入れて好きに転じれば、人生がより豊かになるに違いありません。これにより110歳までの楽しみが倍増し、ワクワクすることも増えるのではないでしょうか。

10億円あったら何をするか計画してみた末に悟ることとは

家のローン、持病を抱えて通院、親の介護など、何かとお金のかかることばかりです。それに加えて自分の老後の生活も不安なので、財布のひもを引き締めて節約に励むなど、涙ぐましい努力を続けている人は多いと思います。

そんな生活が少しでもラクになればと、淡い夢を抱いて宝くじを購入したら10億円が当たりました。さて、あなたはその10億円をどのように使うのか、シミュレーションをしてみましょう。

おそらく多くの人が、残っている家のローンを完済し、車を買い替え、あとは将来に備えて貯金に回すと思い描いたことでしょう。

実際に、インターネット関連会社チェンジフィールドが、全国の仕事をしている男女を対象に、宝くじに関するアンケート調査を実施しました。それによると、「当選した宝くじがほかに収入がなくても生活していける程度の金額だった場合、仕事はどうするか」という質問に対し、約50％が「今の仕事を続けたい」と回答していました。そして、当選金の使い道について、57・6％が「預貯金」と回答し、「趣味やレジャーの費用を増やす」（39・2％）、「国内旅行」（38・6％）と続きます。

半数の人が仕事を続け、将来に備えて預貯金をするなど、なかなか堅実な考えを持っています。しかし、これはあくまで「もしも」の話です。実際に高額当選をしたら、果たしてどうなるでしょうか。

日本における高額当選者が、その後どのような生活を送っているかという正確なデータは、残念ながら公表されていません。ただ、アメリカでは調査しており、それによると90％以上の人が詐欺にあったり、強盗にあったり、多額な寄付金を迫られて寄付をしたり、浪費をして無一文になるなど、手元にお金は残っておらず、不幸な末路であると報告されているのです。

日本でも、『宝くじで1億円当たった人の末路』（日経ＢＰ社刊）で不幸になった人の話が紹介されていたり、ウェブ上でさまざまなケースが取り上げられたりしています。あるファイナンシャルプランナーは、３億円が当選した女性のたどった悲惨な状況を自身のホームページに掲載していました。

それらを読んでいると、家のローンを完済したあと、豪邸に引っ越したり、高級外車を数台購入したり、身に着けるものはブランド品、食事も豪華になって外食が増え、海外旅行に行く回数も増えるなど、生活が派手になった末、お金を使い果たすケースが多いようです。その挙句、多額の借金を抱えている人もいるといいます。「もしも」の話では、仕事を続けると言っていたのが、仕事を辞めてしまう人がほとんどともいわれています。

結局、使い道がないので浪費してしまうだけなのです。当初は幸福感に包まれ有頂天になっていましたが、贅沢な生活が日常になってくると、〝むなしく〟なるのです。ですから、次が欲しくなって購入し、そのときは嬉しくてテンションも上がりますが、またむなしさに襲われて買ってしまう。これの繰り返しで歯止めが利かなくなります。こうして渇望する心が生まれ、次々と買わないと気がすまなくなり、最後は破綻していくわけです。

人生を台無しにしているとしかいいようがありません。

仏教用語に「少欲知足」という言葉があります。その意味は、あまり欲張らず与えられた現状で満足すること。なんとなく貧乏臭い感じもしますが、欲を減らして今持っているもので満足すれば、渇望する心が生まれないので幸せになれると、私は解釈しています。だからといって、お金がなくてもよいということではありません。しかし、現実はお金だけでは解決しないことがあるのです。例えば、友達や仲間が一人もいなかったら、あなたは耐えられるでしょうか。楽しいことがあったとき、一緒に喜べる仲間。つらいことがあったとき、一緒に泣いてくれる友達。これは、お金では得られません。

ですから、10億円あったらどうするかを考えてみてください。110歳まで生きるとなると、むなしさを感じず、心を豊かにする必要があると思います。

110歳までの生活にいくら必要か「見える化」してみる

金融庁が発表した〝老後資金2000万円問題〟以来、公的年金だけでは生活できないことが確実な現在、多くの人が不安を抱えています。

けれども、20年後、40年後がどのような状況になっているかは、正直なところ誰にも分からないことです。一つ言えるとしたら、大災害や戦争が起こらず、このまま科学技術や生産力が上がっていけば、なんとかなるのではないかと、私は楽観的に考えています。

なぜかというと、日本を含めた世界の技術は進歩することはあっても、後退することはないからです。技術が上がれば生産力も上がり、食物やエネルギーなどさまざまなものが安く手に入るようになります。ＡＩ化も進んで自動化され、今以上に生活が便利で合理的になると思われます。そうなれば、経済的に余裕が出てくるのではないでしょうか。

歴史的にも私たちの生活は、時代とともに豊かになってきています。私の子ども時代は、エアコンが入っているのはデパートや銀行などの公共施設しかなかったので、夏になるとよくデパートへ涼みに行ったものです。それが、今ではどこの家庭にもエアコンがついているのが当たり前です。

このように以前は贅沢品だったものが、現在は普通になっているなど、確実に私たちの生活レベルは上がっているのです。したがって、今後も生活水準は上がっていき、技術の進歩で物が安くなれば、なんとかなると思えるのです。

そうはいっても、110歳まで生きるとなると、死ぬギリギリまで働ける保証がない以上は計画的に暮らしていかなければなりません。

先日、60歳で定年を迎えた患者さんが来院しました。その方は退職金で高価な電化製品を買ったと話していました。年金がもらえるのは65歳からですから、それまでの5年間をどうするのか、散財して大丈夫なのかと看護師が訊ねると、本人は働くつもりだから大丈夫といいます。しかし、彼は病弱なため、いつまで働けるか分かりません。

このように、大金を手にすると、つい使ってしまうものです。長生きするためには、将来を見据えた生活設計が必要なことは言うまでもありません。

そこで私は、110歳までの家計簿をつけています。80歳で収入がなくなるとして、毎月の収入がいくら、この年齢ではいくらの収入を得ようと仮定して、計画表を作成しているのです。資産をうまく分散し、かつ自分の稼ぎを構築していき、老後も自分の働きが直接お金になるようにする仕組みを考えています。

皆さんも、歳を取ったら働けないという考えをまず捨てましょう。決めつけたら、そこで終わってしまうので、長く働くことを考えながら計画を立てることが大切です。

そのうえで、預貯金はいくらあり、退職金がここで入り、資産があればここで処分すれば合計でいくらになるとか、親の遺産がどれくらい入るなど、だいたいの資産を計算して「見える化」してみるとよいでしょう。

そうすれば、具体的な金額が算出でき、現在と同じレベルの生活を維持するには、いくら足りないのかも見えてきます。漠然とした不安を抱くのではなく、実際に自分の持っているお金を割り振っていき、いつ頃に尽きるのかをシミュレーションしてみることで明確になり、不安も解消すると思うのです。そのうえで、足りない分を補うために、どのような働き方をすればよいのかを考えてみることです。

ただ、親の介護で出費がかさんだり、自分や家族が思わぬ病気にかかることもあるので、あまり皮算用はせず、余裕を持たせた家計簿をつくるのがポイントです。

元気に生きて何をするかを考えておく

110歳というと、遠くを見ているような感じがすると思いますが、違うとらえ方をしてみると人生が楽しくなるものです。

私たちに自我が芽生えるのは、だいたい10歳頃です。それ以降のことはよく覚えていますが、10歳より前のこととなると記憶も曖昧で鮮明には残っていません。つまり、110歳まで生きるといっても、10年を引いた100年が「有効人生」と考えられるのです。その人がその人であるのは、正味100年ということになります。

したがって、60歳の人は、あと50年あるので、有効人生が半分も残っていることになります。つまり、割合で示すと50%です。私の場合は61歳なので、有効人生の残りは49%です。そうすると、まだ半分も残っているといえるのです。50歳の人なら、有効人生は60%となり、まだ4割しか人生が過ぎていないことになります。

このように考えると、60歳でリタイアするのは早過ぎるのです。皆さんも自分の有効人生を計算してみてください。ボーっとしている場合ではありません。「何かやらなければ」という気持ちがわいてくるのではないでしょうか。

いろいろな人にこの話をすると、改めて「こんなに残っているのか」と驚きます。そういうとらえ方で人生を見ていくと、きっと違った景色が見えてくると思います。

ほとんどの人が定年後はどうしようとか、自分の幕引きをどうするのかと、まるで人生が終わりのように受け止めて「終活」に励んだりしています。

しかし、折り返し地点に立ったと思えば、何をするのかきちんと考えておかなければなりません。夢があれば実現したり、新しい技術を身につけたり、新しい分野に挑戦してみるのも面白いと思います。そこまで思い切った挑戦はできないのであれば、今まで培ってきた知識や経験、技術などを活かして、そこから派生した何かを試してみるのも、これまでとは違う世界が開けてくる可能性があります。そういう展開をしたほうが、もっと人生が楽しくなるし、考えているだけでもワクワクしてくると思います。

最近は、田舎暮らしがブームになっています。第二の人生でも一花咲かせようと、退職金をもとに田舎へ移住し、農業にチャレンジする、農家民宿や喫茶店、工房を開くなど、新天地で新たな生活にチャレンジする人が増えています。

しかし、残念ながら私の知る限りでは失敗するケースが多く、後悔している人が少なからずいるのです。自分たちで食べる分の作物を育てることから始まり、道の駅などにも置くようになり、地元の人とも交流して楽しく過ごしていると、雑誌で紹介している記事を目にすることがあります。けれども、良いところばかりを取り上げ、実際には赤字という話も耳にしています。それでも、退職金が残っており、老後の生活が安定して営めるならよいのですが、そうではないとしたら失敗と言わざるを得ません。

新しいことにチャレンジするのに年齢は関係ありません。いくつで始めても遅くはないと、私は思っています。ただし、何の準備もなしにチャレンジするのは博打のようなもので、あまりにも無謀です。知人の友達が雪国に移住したそうですが、冬には想像以上の雪が積もり、日に何度も雪かきをしなければならないため悲鳴を上げていたそうです。こういう場合もあるので、春夏秋冬と1年を通して行ってみる必要もあるようです。

何かを始めるときは、計画を立て、勉強もして、きちんと準備を整えてからにしたほうが賢明です。成功している人たちは、定年を迎える前から資料を集め、勉強をしたり、何回も体験に行ってみたり、本当にそれをやりたいのかも含めて3年、５年とじっくり向き合ったうえで判断し、実行に移しています。このほうが経済的にも無駄がなく、本人も幸せになれると思うのです。

新たな挑戦をする際には、前項で述べたように資産の計算をし、失敗するなどリスクを負ったときのことも考えて、一歩を踏み出すことがよいのではないでしょうか。

挑戦はしないという人も、有効人生が50％、40％と残っている以上は、何かをやらなければ体や脳の老化も進んでしまいます。

長寿社会を迎え、よく生きがいを見つけないと寂しく、むなしい老後になるといわれ、多くの人が趣味を見つけたり、習い事を始めるなど〝生きがい探し〟をしています。けれども、必ずしも生きがいがなくてもよいと、私は思います。

例えば、確実にＡＩ化が進んでおり、２０４５年には人工知能が人類の知能を超える「シンギュラリティ」（技術的特異点）になると予想されています。さまざまな問題が生じるとされていますが、社会がどのように変化するのか、その様子を実際に確認したいとウォッチングするというのも興味深いかもしれません。

自分で何かをする能動的な活動だけではなく、受動的な活動もあると思われます。大事なことは、自分の楽しみを見出し、幸せを感じて生きることではないでしょうか。

超長寿医学の研究は難しく始まったばかり

超高齢社会に突入した日本において、超長寿医学の研究は必要不可欠です。ところが実際には研究が困難なため、問題が山積しているのが現状です。

しかし、現代の医学の課題は、年代で区切ると小児の領域、膠原病や若年性糖尿病などの難病が重症化しやすい壮年の領域、そして生活習慣病を発症する中年の領域が、主な研究対象となっています。これを死亡率からグラフ化して見てみると、ちょうど平均寿命と合致します。

生活習慣病克服による平均寿命達成のイメージ

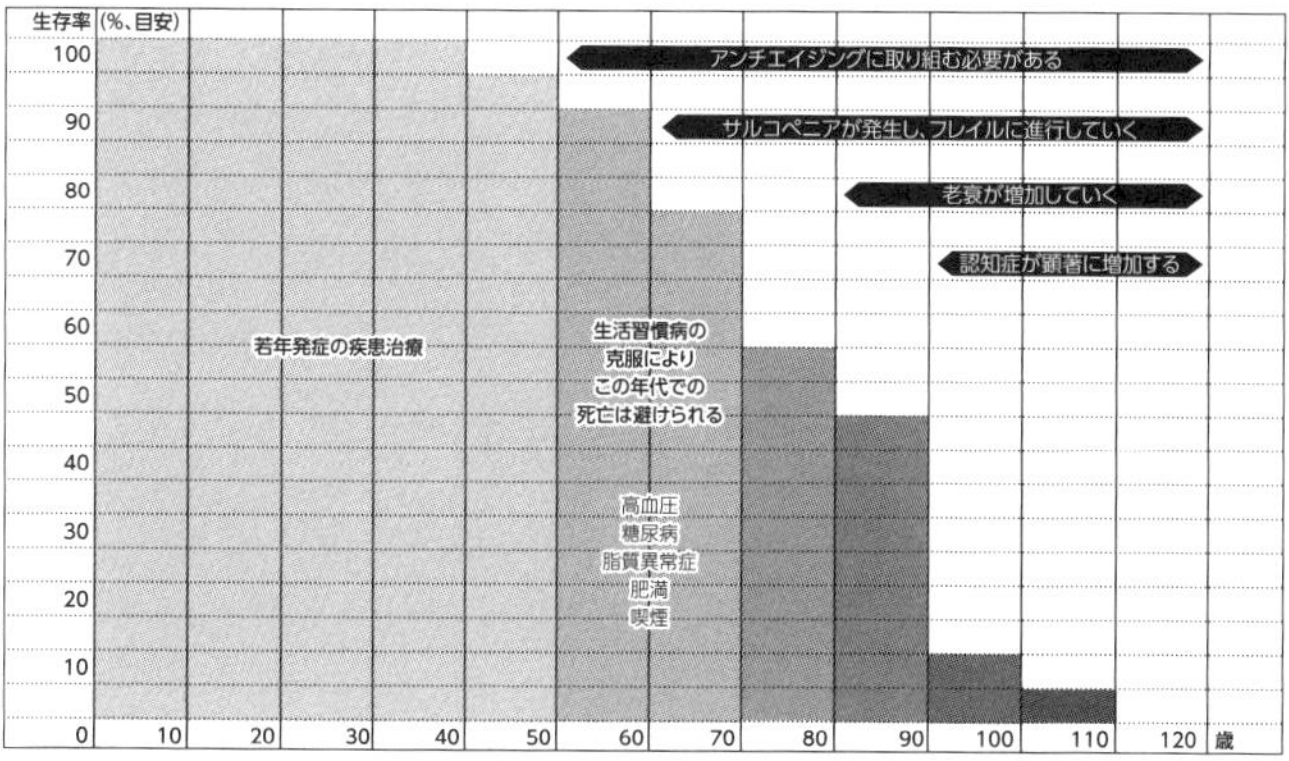

超長寿を目指した「生活習慣病」の治療の目標を数値化して実践できるようにする必要がある。平均寿命を目指した「生活習慣病」の治療目標数値よりも厳しい基準になる可能性がある。超長寿を目指したアンチエイジングに必要なものは何かを確立する

したがって、中壮年期からいかに生活習慣病を管理・予防するかが課題となり、それが目指しているのは平均寿命の延長と健康寿命の延長であって、必ずしもその先にある超長寿への見通しがあるわけではないのです。

私の目標は１１０歳まで生きることなので、まさに超長寿を目指すための医学が課題となります。ところが、中壮年期の課題に対する研究と混同されてしまい、超長寿医学の研究だけを対象とすることは難しいのです。

超長寿医学の研究をするには、高齢

者、特に後期高齢者（75歳以上）を代表するような集団を作ってランダム化比較試験（RCT）という医学的な研究をする必要があります。しかし、基礎疾患や合併症、患者さんの背景があまりにも多様過ぎるために、比較試験が困難なのです。こうした理由から研究が遅れています。

そこで、超長寿に寄与する因子を研究しようとすると、極めて限られた同様の背景を持つ少数集団での研究結果を得ることから始めるしかありません。

超長寿医学の研究には、このような課題があるのです。

110歳まで生きることを現実にするには、生活習慣病の管理を超えたところにある老化そのものにかかわる老化遺伝子の総合的な解析、動脈硬化に関しては血管老化制御因子の解明、がん予防に関しては細胞の老化からがんへの転換にかかわる代謝系変化の解明など、基礎医学の研究の進展に期待するしかありません。

そんななか、少しずつですが研究が進んできており、まだ途中の段階ですが興味深い研究結果が報告されています。85歳以上の超高齢者1500人を対象に、さまざまなバイオマーカー、生活習慣などを調べたところ、一つだけ彼らに有意なことが検出されたのです。それは、炎症反応（ＣＲＰ）が低いことでした。

ＣＲＰは、肝臓で合成される物質で、体のどこかに火事場、すなわち炎症があると合成されるため、リウマチや肺炎などがあると数値が高くなります。したがって、ＣＲＰが高いと火事場を消火するために免疫が働いているので、活性酸素が多く発生していることを意味します。

逆に、ＣＲＰが低ければ火事場がないので活性酸素も少なく、臓器が老化しないともいえるのです。理由はまだ解明されていませんが、超高齢者には共通してＣＲＰが低く、それが長生きにつながっていると考えられています。

これまでは活性酸素の量を簡単に調べることができなかったため、炎症の指標であるＣＲＰを測定していました。しかし現在は、活性酸素の量も測れるようになったので、多く検出された人は炎症反応が高い、つまり老化が進んでいると考えられます。

老化を予防するには、抗酸化作用のある食品やサプリメントを摂ったり、火事場があれば治療によって炎症を抑えたりしなければなりません。こうした対策を一つひとつ取らなければ、平均寿命で終わることとなり、病気があってもきちんと治療を受けたり、コントロールして悪化させたりしない人が、健康寿命を延ばして110歳まで生きることができるのです。

私が飲んでいるサプリメント

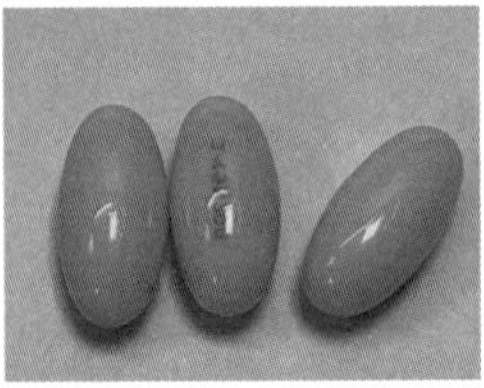

ビタミンE　600ｍｇ

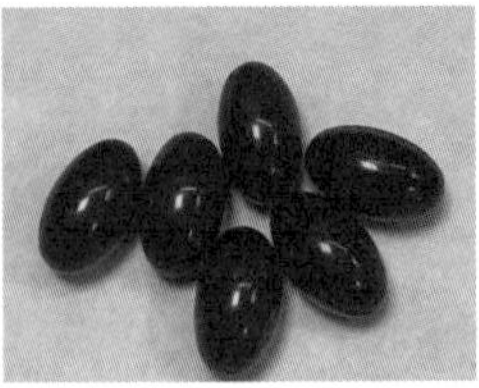

コエンザイムQ10　300ｍｇ

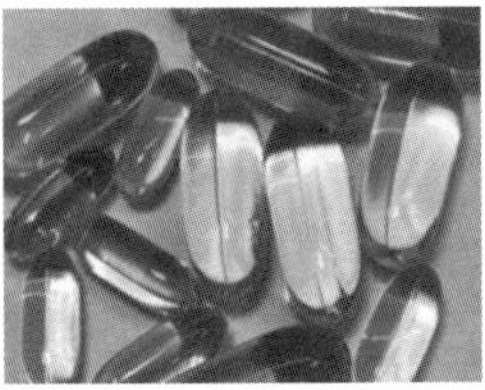

ω3（ＥＰＡ·ＤＨＡ）4000mｇ

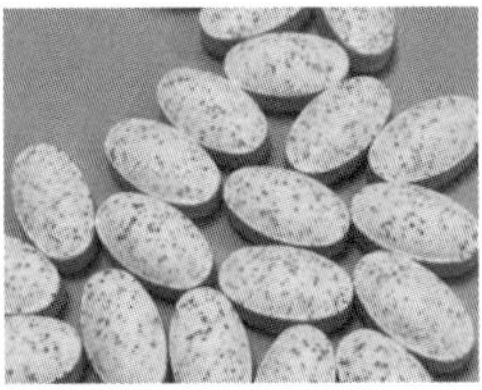

ビタミンC　10.0ｇ

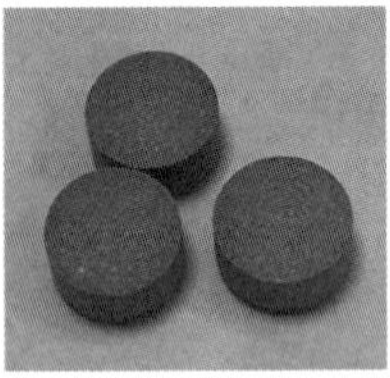

ミドリムシ配合酵素

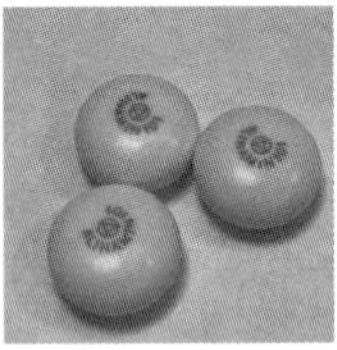

ビタミンB_1製剤
（ビタミンB_1　100ｍｇほか）

おわりに

本書を読み終わり、自分の信じていた健康の常識が覆ったり、一般にいわれていることに疑問を抱いていた答えが見つかったり、各種の検査がどのようなもので、体を調べることの必要性に気づいたりするなど、何か得るものはあったでしょうか。

今回、私が自分に対して行ってきた生体モニター、各種の検査、薬物治療の継続などの経験は、あくまで中壮年の個人的なものです。これを、いきなり超長寿の方法へと結びつけるには無理があることは承知しています。

しかし、中壮年期の先に超長寿がある以上、中壮年期をいかに健康体で乗り越えるかが、超長寿の道へとつながっているのは確かです。したがって、それまでに皆さんがどのような生活習慣を送ってきたかで、向かう先はほぼ決まると言っても過言ではないのです。

長年にわたって悪い生活習慣を続けていれば、すでに体にはそのツケが蓄積しており、もはや薬の服用なしにコントロールすることは難しい状態に陥っています。こういう人が実に多いのです。

それにもかかわらず、生活習慣と食事を見直すことで、がんや動脈硬化を予防したいと考えています。けれども、それで改善できるのであれば、すでに実践していたのではないでしょうか。それができないからこそ、薬が必要な状態にまで体を悪くしているのです。「分かっているけれど止められない」のが現実で、肥満の人が本気でダイエットに取り組んだり、甘い物が好きで血糖値の高い人が糖質を控えるとか、運動習慣のない人が日常的に運動をするといったことを実行するのは容易なことではありません。

実行に移すには強い意志がなければ難しく、また継続もできないと言わざるを得ません。結局、分かっていても悪い身体状況を放置することとなります。

本来は、命を脅かすような病気になってから治療を受けるのではなく、未病（発病には至らないものの軽い症状が現れている状態）のうちに最低限の薬と食事を含めた生活習慣の改善で、理想的な健康身体に近づけることが望ましいと、私は考えています。

コレステロール値や血糖値、血圧が高い理由をいくら並べても、実際に高い状態を改善しなければ健康長寿は程遠いと思います。薬の服用や生活習慣の改善を根気強く続けるより方法はありません。

長年、人間ドックの診療に携わっていると、いろいろなことが見えてきます。時には患者さんは嘘をつくこともありますが、体は実に正直で嘘をつきません。摂取カロリーを減らすように食事指導をすると、本人に自覚はなく「食べていない」と言います。しかし、検査数値はどの項目も高く、明らかに食べ過ぎていることを雄弁に語ってくれるのです。

食事療法や運動療法を行うなど努力を続けた人は、検査結果もすばらしく、しっかり数値や画像となって現れます。一方、何の努力もしていない人は、はるかに正常範囲を超えた数値が現れ、その差は歴然です。

それを目の当たりにしているだけに、他人事ではなく私自身も「なんとかしなければ」という思いを抱くようになり、健康体を作るために努力を続けてきたのです。

私も、薬だけに頼ることがよいとは思っていません。しかし、悪い状態を放置するよりは、ある一定期間は最低限の薬の力を借りることもあってよいと思うのです。

実際に、私は「メタボ時代」を経験しましたが、その間に「薬を飲んでいて本当に良かった」と痛感しています。現在、私が血圧やコレステロール値をどれほどコントロールして健康を維持しているかは、本文で紹介したさまざまな検査やフルマラソンを走っている様子からもお分かりのことと思います。

私自身も10年前の自分からは、考えられないほど大きく変わっています。体は嘘をつかないと言いましたが、努力すればしただけの結果が出てくるのでやりがいもあります。今後もどのように変化していくのか、我ながら楽しみでなりません。

皆さんも自分の体に意識を向け、ケアするとどのような変化が見られるのかを体験してみてはいかがでしょうか。「自分がこんなにも変われるとは」と、新たな発見があったり、自分の中に眠っていた可能性に驚くと思います。私がマラソンに目覚めたように、皆さんも何かに目覚めるかもしれないのです。

人間はもともと120歳まで生きられる資質を持っていると第1章で述べたように、自分の心身を労り、しっかり体と向き合えば、何歳からでも改善することはでき、変われると私は信じています。現に、私が変わっているではありませんか。

その変わった道の先に、超長寿が待っているのです。

アンチエイジングを専門にしている医師のなかには、180歳まで生きるとか、140歳までは大丈夫と、真剣に話す人たちもいます。そんな会話を聞いていると、私が目指している110歳はとても現実的に思えます。

夢ではなく現実のものとするためにも、この機会に元気で110歳まで生きることを目標にしましょう。そうすれば、何を実行すればよいのか、「生きる使命」が見えてくると思います。

健康な人はその健康を維持し、不摂生をして不調を抱えている人は生活習慣を改善したり、運動をするなどして健康を取り戻し、充実した人生が送れることを願っています。

そのために、本書で紹介した私の実践している健康法や検査、実験で得たことが、皆さんの健康を保つうえでお役に立てれば幸いです。

最後までお読みいただき、ありがとうございました。

2020年1月

永野正史

参考図書・文献

第1章

・杉本正信『ヒトは一二〇歳まで生きられる―寿命の分子生物学』筑摩書房
・古川健司『ケトン食ががんを消す』光文社

第2章

・古川健司『ケトン食ががんを消す』光文社
・Exp Rev Clin Phaemacol.2017;10:865-73
・T. W. Wilson et al., Biohistory of slavery and blood pressure differences in blacks today. A hypothesis, Hypertension, 17(1 Suppl), I122-8,1991
・多目的コホート研究(JPHC Study)　国立がん研究センター 社会と健康研究センター
・公益財団法人　日本食肉消費総合センター『お肉のあれこれミニ事典』
・日本糖尿病学会・日本癌学会　糖尿病と癌に関する委員会：糖尿病と癌に関する委員会報告．糖尿病 56(6): 374-390. 2013

第3章
・Kalen A, Appelkvist EL, Dallner G. Age-related changes in the lipid compositions of rat and human tissues. Lipids. 1989;24(7):579-584.（PubMed）
・Alho H, Lonnrot K. Coenzyme Q supplementation and longevity. In: Kagan VE, Quinn PJ,eds. Coenzyme Q: Molecular Mechanisms in Health and Disease. Boca Raton: CRC Press; 2001:371-380.
・浅野勝巳・小林寛道（編）『高所トレーニングの科学』杏林書院
・青木純一郎・川初清典・村岡功（編）『高地トレーニングの実践ガイドライン～競技種目別・スポーツ医科学的エビデンス～』市村出版

第4章
・「眠れないときにどうするか」の各国比較。10カ国、35327人を対象にしたSLE-EP (SLEep EPidemiological) Survey のデータから。（提供：三島和夫）
・GBD 2016 Alcohol Collaborators［2018］.

・厚生労働省 生活習慣病予防のための健康情報サイトｅ‐ヘルスネット『睡眠と生活習慣病との深い関係』

第５章

・日沼頼夫(1998)「ウイルスから日本人の起源を探る」『日本農村医学会誌』(1997-1998),46（6）,908-911

・厚生労働省ではホームページ（ＨＴＬＶ‐１感染症）http://www.mhlw.go.jp/bunya/kenkou/kekkaku-kansenshou29/

第６章

・林 成之『何歳になっても脳は進化する！ 冴える、わかる、はかどる！』三笠書房

【著者プロフィール】

永野　正史（ながの　まさし）

１９５８年10月生まれ。１９８５年に佐賀医科大学卒業後、三井記念病院にて内科研修医、内科腎センター医員を経て、１９９２年に敬愛病院内科に勤務。１９９６年に敬愛病院副院長を務めた後、２００３年に練馬桜台クリニックを開業（内科·透析·健診）。日本内科学会総合内科専門医、日本腎臓学会専門医、日本透析学会専門医・指導医。マラソンは趣味の域を超え、自己ベストは東京マラソン（２０１４年）にて3時間41分35秒を記録。

110歳まで元気に生きる！

実験オタクなドクターに学ぶ　健康長寿のウソ・ホント

2020年2月3日　第1刷発行

著　者　　永野　正史
発行人　　久保田貴幸

発行元　　株式会社　幻冬舎メディアコンサルティング
〒151-0051　東京都渋谷区千駄ヶ谷4-9-7
電話　03-5411-6440（編集）

発売元　　株式会社　幻冬舎
〒151-0051　東京都渋谷区千駄ヶ谷4-9-7
電話　03-5411-6222（営業）

印刷・製本　瞬報社写真印刷株式会社
装　丁　　石井佳乃子
イラスト　石井　メイ

検印廃止

ISBN 978-4-344-92707-0 C0095
幻冬舎メディアコンサルティングHP
http://www.gentosha-mc.com/